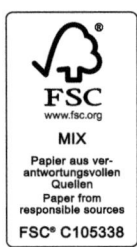

Impressum

© 2016 Ernst Urschitz, Rosenheim

Herstellung und Verlag: BoD - Books on Demand, Norderstedt

ISBN 978-3-7412-2747-9

Traditionelle Chinesische Medizin

Der andere Weg zum Gleichgewicht

von

Ernst Urschitz

TIAN REN HE YI　天人合一

Mengzi (370 v. Chr. bis 290 v. Chr.),
Schüler von Konfuzius

Inhalt

1 Einführung 11
    1.1 Grundlagen 13
    1.2 Westliches und östliches Denken 16
    1.3 Historisches 19

2 Die Prinzipien der taoistischen Philosophie in der TCM 22
    2.1 Qi 22
        2.1.1 Formen des *Qi* 24
        2.1.2 Funktionen des *Qi* 25
    2.2 Blut-*Xue* 26
    2.3 Körperflüssigkeiten-*Jin-Ye* 27
    2.4 Essenz-*Jing* 28
    2.5 Geist - *Shen* 29

3 Das *TAO* und die Urkräfte *YIN* und *YANG* 32

4 Die Fünf Wandlungsphasen 39
    4.1 Die Qualitäten der Fünf Wandlungsphasen 40
        4.1.1 Das Holz-Element 40
        4.1.2 Das Feuer-Element 41
        4.1.3 Das Erde-Element 42

- 4.1.4 Das Metall-Element 42
- 4.1.5 Das Wasser-Element 43
- 4.2 Die Zyklen der Fünf Wandlungsphasen 43
  - 4.2.1 Hervorbringungszyklus (Ernährungszyklus) 44
  - 4.2.2 Kontrollzyklus 45
  - 4.2.3 Überwältigungszyklus 46
  - 4.2.4 Widerstandszyklus 48
  - 4.2.5 Mutter-Sohn-Zyklus 49
  - 4.2.6 Mutter-Sohn-Zyklus, Sohn schwächt Mutter 50
- 4.3 Weitere Beispiele für Zyklen 51
- 4.4 „5 Elemente" und „Innere Faktoren" oder Emotionen 55

5 *Zang-Fu*-Funktionskreise 57
- 5.1 Speicher-*Zang*-Organe 58
- 5.2 Hohl-*Fu*-Organe 58
- 5.3 Außerordentliche *Fu*-Organe 59
- 5.4 Die *Zang Fu* - Organe im Einzelnen 60
  - 5.4.1 *Zang*-Organ Leber - *Gan* 60
  - 5.4.2 *Fu*-Organ Gallenblase - *Dan* 61
  - 5.4.3 *Zang*-Organ Herz - *Xin* 61

- 5.4.4 *Fu*-Organ Dünndarm - *Xiao Chang* 62
- 5.4.5 *Zang*-Organ Milz - *Pi* 62
- 5.4.6 *Fu*-Organ Magen - *Wei* 64
- 5.4.7 *Zang*-Organ Lunge - *Fei* 64
- 5.4.8 *Fu*-Organ Dickdarm - *Da Chang* 66
- 5.4.9 *Zang*-Organ Niere - *Shen* 66
- 5.4.10 *Fu*-Organ Blase - *Pang Guang* 67
- 5.4.11 *Zang*-Organ Perikard - *Xin Bao* 67
- 5.4.12 *Fu*-Organ 3 Erwärmer - *San Jiao* 67

6 Das Leitbahnsystem 69

6.1 Meridiane und die „5 Elemente" 70
- 6.1.1 Meridiane des METALL-Elements Lunge - Dickdarm 72
- 6.1.2 Meridiane des ERDE-Elements Magen - Milz/Pankreas . 73
- 6.1.3 Meridiane des FEUER-Elements Herz-Dünndarm 74
- 6.1.4 Meridiane des WASSER-Elements Blase-Niere 75
- 6.1.5 Meridiane des FEUER-Elements Perikard - 3E 76
- 6.1.6 Meridiane des HOLZ-Elements Gallenblase - Leber 77

6.2 Zwei Sondermeridiane *Yang* und *Yin* 79
- 6.2.1 Das Lenkergefäß - *Du Mai* 79

6.2.2 Das Konzeptionsgefäß - *Ren Mai* 80
7 Die Fünf Säulen der TCM 82
   7.1 Ernährung 82
   7.2 Akupunktur, Moxibustion/Moxa, Schröpfen 84
   7.3 Kräutermedizin 85
   7.4 *Tuina* und Chinesische Osteopathie 86
   7.5 *Qi Gong* 88
      7.5.1 *Ba Duan Jin* – die acht edlen Übungen 88
      7.5.2 *Nei Yang Gong* – Inneres nährendes *Qi Gong* 88
      7.5.3 *Taijiquan* 89
8 Diagnose 91
   8.1 Die Acht Leitkriterien - *Ba Gang* 93
      8.1.1 *Yin* und *Yang* 93
      8.1.2 Mangel/Leere - *Xu* und Fülle - *Shi* 94
      8.1.3 Kälte - *Han* und Hitze - *Re* 104
      8.1.4 Außen - *Biao* und Innen - *Li* 104
   8.2 Übergänge und Sonderformen 105
   8.3 Weitere Betrachtungen 106
   8.4 Pathogene Faktoren 107

8.5 Chinesische Puls- und Zungendiagnose 108

    8.5.1 Pulsdiagnose 108

    8.5.2 Zungendiagnose 133

    8.5.3 Leitsymptome der *Zang-Fu*-Syndrome 144

9 Die Acht Außerordentlichen Gefäße und ihre Pulse 146

    9.1 Was sind die Acht Außerordentlichen Gefäße? 146

    9.2 Die Öffnungs- und Ankopplungspunkte 146

    9.3 Diverse Funktionen der Außerordentlichen Gefäße 148

    9.4 Überblick über die Acht Außerordentlichen Gefäße 152

        9.4.1 Lenker-, Konzeptions- und Durchdringungsgefäß 152

        9.4.2 *Yin*- und Yang-Schreit-Gefäß 153

        9.4.3 *Yin*- und *Yang*-Verbindungsgefäß 154

        9.4.4 Gürtelgefäß 155

    9.5 Anwendung der Außerordentlichen Gefäße 155

    9.6 Die acht Außerordentlichen Gefäße und ihre Pulse 156

10 Resümee und Zusammenfassung 159

11 Anhang 163

    11.1 Glossar chinesischer Begriffe 163

    11.2 Ausgewählte Akupunkturpunkte 169

11.3	Ausgewählte Rezepte, Deutsch – Pinyin	171
11.4	Abbildungsverzeichnis	172
11.5	Literaturverzeichnis	174

1 Einführung

Die TCM – Traditionelle Chinesische Medizin – *Zhōngyi*, 中医 - ist ein methodisches System die Gesundheit zu erhalten und wiederherzustellen. Verschiedene Behandlungsmethoden aber auch die Lebensführung stehen dabei im Vordergrund.

Dieses Buch gibt einerseits einen Überblick über die Grundlagen und die verschiedenen Methoden, die die TCM ausmachen, vertieft andererseits wichtige Aspekte und erklärt Zusammenhänge. Auf detaillierte Beschreibungen im Umfeld von Akupunkturpunkten oder Heilkräutern wird hier verzichtet. Dafür gibt es bereits sehr gute und ausführliche Literatur, die dann zu Rate gezogen werden kann.

Ich beschreibe die TCM, wie sie sich mir in Theorie und Praxis erschlossen hat. Natürlich sind auch meine persönlichen Erfahrungen in China eingeflossen. Die Denkweise und das Verständnis dieser Methoden sind uns oft fremd und schwer zu verstehen. Meinen Zugang zu dieser Materie möchte ich mit diesem Buch möglichst verständlich weitergeben an Interessierte und Therapeuten, die mit den Methoden der TCM arbeiten möchten.

Diese Einführung möge den Leser anregen, sich mit den kosmischen Prinzipien von *Yin* und *Yang* und den „5 Elementen" (= fünf Wandlungsphasen) – *Wu Xing* näher vertraut zu machen, um sie als Grundlage für chinesische Diagnose und Therapie schrittweise zu verstehen.

Mein Dank gilt meinen zahlreichen Lehrern in der TCM, der Akupunktur und in der Naturheilkunde, dem Arzt und Leiter des Medicol Lehrinstituts in München, Herrn Arnold Schimscha, meinen Lehrern in Beidahe, China, Frau Liu Yafei und Herrn Xiao Yuande, meinem Lehrer in Kötzting, Herrn Dr. Gunter R. Neeb, Herrn Toshikatsu Yamamoto als Seminarleiter an der Universität Graz, Österreich, sowie Herrn Robert Pfrogner, Bad Aibling, Bayern, für seine Unterstützung zum Erstellen dieses Buches.

TCM - Traditionelle Chinesische Medizin – was ist das?

Einführung

Nach Gründung der Volksrepublik China versuchte die Staatsführung die traditionellen Zöpfe abzuschneiden und den Fortschritt für das Land in den Fokus zu stellen. [1] Dazu gehörte auch die Westliche Medizin als zukünftiger Hoffnungsträger zur Modernisierung des Landes. Die moderne TCM wurde in dieser Zeit am grünen Tisch aus bestehenden Medizinsystemen zusammengestellt, entrümpelt und dem Zeitgeist unterworfen. Dabei wurden auch Kompromisse eingegangen, um sie für westliche Ärzte attraktiv zu machen. Diese „neue" TCM ist exportfähig und wird als Ausbildung weltweit an Universitäten angeboten. Viele Ärzte reisen auch nach China, um vor Ort diese TCM zu studieren. Der Begriff „Traditionelle Chinesische Medizin" ist also ein Konstrukt der Neuzeit.

Die Ursprünge dieser Medizin entstammen einem, über 5000 Jahre altem, erfahrungs-medizinischem Wissen – einer Naturheilkunde aus dem Alten China. Erste schriftliche Aufzeichnungen finden sich vor ca. 2200 bis 2500 Jahren, aus der Zeit der streitenden Reiche. Seit der Einigung Chinas unter dem ersten Kaiser *Qin Shihuang* (226 v. Chr.) kam es naturgemäß immer wieder zur Zentralisierung von Wissen und Erkenntnissen aus den verschiedenen Landesteilen. Einflüsse aus anderen Regionen wie Indien, Korea und der Mongolei kamen mit der Zeit hinzu.

Medizingelehrte wie *Wang Shu-He* (3. Jhdt.) [1] , *Sun Simiao* (6. Jhdt.) [2], der Arzt und Naturforscher *Li Shizhen* (16. Jhdt.) [2] sammelten das damalige medizinische Wissen und hielten es in Büchern fest. Einige dieser Werke wurden zum Standard der Medizinliteratur und sind noch heute Grundlagen dieser Medizin. Über die Jahrhunderte bis zur Gegenwart wurden die Aufzeichnungen und Erfahrungen immer wieder überprüft, ergänzt und aktualisiert.

---

[1] Wang Shu-He (3. Jhdt.) legte in seinem Werk „Klassiker des Pulses" *(Maijing)* als erster die Zuordnung der Organe zu den Pulstaststellen fest;

[2] Vergleiche dazu Udo Lorenzen: Li Shi Zhen – ein außergewöhnlicher Arzt und Naturforscher in der Geschichte Chinas.

1.1 Grundlagen

Verschiedene grundsätzliche Überlegungen und Philosophien sind Grundlage dieses ganzheitlichen Systems. In dieses System flossen sehr früh ein die Philosophie von *Yin* und *Yang*, vom *Yi Ging*, dem Buch der Wandlungen und der fünf Wandlungsphasen („5 Elemente") - *Wu Xing,* sowie deren Zusammenwirken und deren Entsprechungen in der Natur und im Körper (wie außen – so innen). Meridiane (Leitbahnen), der Fluss von *Qi* und „Blut", u.v.m. sind Teile dieser Betrachtungen.

Die TCM in der klassischen und in ihrer heutigen modernen Form werden beide in diesem Buch der Einfachheit halber als TCM bezeichnet. Die TCM ist ein eigenständiges und völlig durchgängiges System. Verschiedene Aspekte wie Gesundheit, Lebensführung, Lebensumfeld, Ernährung und Medizin werden dabei immer im Zusammenhang gesehen.

Ein Grundprinzip in der TCM ist: Gesundheit ist Gleichgewicht, Harmonie, innerhalb des menschlichen Körpers ebenso wie zwischen Mensch und Umwelt. Dazu gehört der ständige harmonische Ablauf der Lebensvorgänge. Wird diese Harmonie aus irgendeinem Grund gestört, entsteht Krankheit. Die chinesische Medizin bezweckt daher mit ihren Methoden die Wahrung bzw. die Wiederherstellung der Harmonie. [3]

Was ist aus dem Gleichgewicht?

Der „Werkzeugkasten" des Therapeuten sind seine fünf Sinne: sehen, hören, riechen, schmecken, tasten. Darüber werden die Disharmoniemuster bestimmt und schließlich mittels Puls- und Zungendiagnose eine „chinesische Diagnose" gestellt, danach Behandlungsprinzipien festgelegt und die Behandlungsmethoden ermittelt. Die Diagnose unterstützend sind die Methoden der 8 Leitkriterien (*Ba Gang*: *Yin/Yang*, Innen/Außen, Fülle/Leere, Hitze/Kälte).

Zusätzlich sind Diagnose und Abklärung nach unseren Gesetzen und Vorschriften Voraussetzung für eine Behandlung hierzulande!

Einführung

Die Prinzipien der TCM sind Grundlage für die Diagnose, die Wahl der Behandlungsmethoden, die Einteilung und Wirkungsweisen von Lebensmitteln in der Ernährung und das Erkennen psychischer Muster.

Als Säulen der TCM sind zu sehen: Akupunktur und Moxibustion, *Tuina*, Kräutermedizin, Körperübungssysteme wie *Qi Gong, Nei Yang Gong, Taijiquan* und die Ernährung. Die Erklärung der Begriffe folgt:

Akupunktur ist eine uralte chinesische Methode. Akupunkturnadeln werden nach genauen Regeln in bestimmte Akupunkturpunkte gestochen, um Blockaden im Körper zu lösen. Wirkungsvolle Anwendungsgebiete sind chronische Schmerzzustände, Nervosität, Stress, Schlafstörungen, Erschöpfungszustände, Blutdruck- und Verdauungsbeschwerden, rheumatische Erkrankungen, u.v.m.

Bei der **Moxibustion** oder kurz **Moxa** genannt, werden Akupunkturpunkte oder Meridianverläufe erwärmt. Moxa wird hauptsächlich bei chronischen Erkrankungen und zur Stärkung der Immunabwehr eingesetzt.

Tuina ist mit Massagetechniken und chinesischer Osteopathie Teil der TCM und beruht auf den Konzepten von Meridianen und Akupunkturpunkten. Daher ist die Behandlung der betroffenen Körperstellen besonders wirksam. Angewendet wird *Tuina* bei Erkrankungen des Bewegungsapparates, zur Manipulation der Gelenke, in der Schmerztherapie, zur Entschlackung des Bindegewebes, zur Kräftigung des Körpers.

Kräutermedizin. Über die medizinische Wirkung von Kräutern, Wurzeln, Früchten, Pilzen und Beeren gibt es Erfahrungen über Jahrtausende. Bestimmte Mischungen und Abkochungen – Dekokte – werden für genau definierte Anwendungen auf die zu behandelnde Person und ihre Erkrankung maßgeschneidert erstellt. Diese Naturarzneien sind sehr wirkungsvoll, wenn sie über einen längeren Zeitraum eingenommen werden. Besonders wirkungsvoll ist die Kräutermedizin bei „Leere"- Mustern um „Energie" aufzutanken (*Qi* und „Blut" auffüllen und bewegen), was mit der reinen Akupunktur kaum gelingt. In vielen Fällen ist die Behandlung in der Kombination der Kräutermedizin mit der Akupunktur angezeigt.

Einführung

Die Anregung der Selbstheilungskräfte unterstützen einfache Körperübungssysteme wie ***Qi Gong*** und ***Nei Yang Gong***.

Nahrungsmittel werden den „5-Elementen" (Holz, Feuer, Erde, Metall und Wasser) zugeordnet. Der gekonnte Einsatz dieses Wissens bei der Zubereitung und Nahrungsaufnahme wirkt ausgleichend und fördert die Gesundheit im Sinne von „Ernährung als Medizin!"

Das völlig eigenständige Medizinsystem der TCM, oder einzelne Methoden daraus, sind schon in vielen Fällen Behandlungsmethoden der Wahl, oder können, in Absprache mit dem behandelnden Arzt, zusätzlich angewendet werden. Sie bieten bewährte alternative Methoden und stellen eine Bereicherung des Behandlungsspektrums dar.

Die TCM, verstanden als eine Art chinesischer Naturheilkunde, berücksichtigt auch, als ganzheitliche Methode, die Persönlichkeit und Lebenssituation. Einbezogen sind Körper, Geist, Seele, Familie und soziales Umfeld.

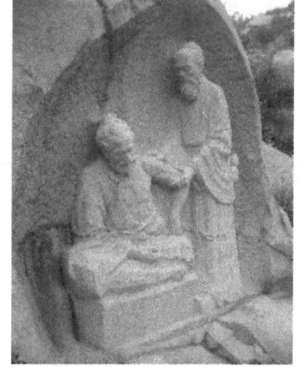

Grundlage für Gesundheit ist der Mensch in innerer Harmonie und sein Leben im Einklang mit der Natur und ihren natürlichen Abläufen. Die Lebensführung insgesamt steht dabei im Vordergrund. Eine Stärkung des Körpers führt zur Stärkung von Geist und Seele. Heilung erfolgt durch Anregung der Selbstheilungskräfte - in Ruhe und Entspannung.

Abbildung 1: Hua Tuo bei der Behandlung. Moderne Bildhauerarbeit in Stein im Tal der Heiligen, China

> Körper, Seele und Geist bilden eine Einheit.

Gesundheit braucht einen bilanzierten Energiefluss im Körper. Blockaden führen zu Krankheit. Jede Energie soll ausgewogen zwischen zwei Polen vorhanden sein. Bei zu wenig Lebensenergie *Qi* kommt es zur Krankheit in einem bestimmten Bereich. Das wirkt sich über die Leitbahnen im Körper, den sogenannten Meridianen, auch auf andere Teile, auf Organe, oder den

Einführung

ganzen Körper aus. Sogar der frühe Entwicklungszeitraum der prä- und perinatalen Phase des Menschen soll zur Betrachtung seiner Gesundheit berücksichtigt werden.

1.2 Westliches und östliches Denken

Der Westen möchte die Natur beherrschen und unterwerfen („Macht euch die Erde untertan!"). Es liegt ein mechanistisch-analytisches Verständnis vor: es gilt der Gedanke „reparieren und ersetzen". Die eigentliche Ursache des Entstehens (z.B. eines Tumors) wird eher ignoriert.

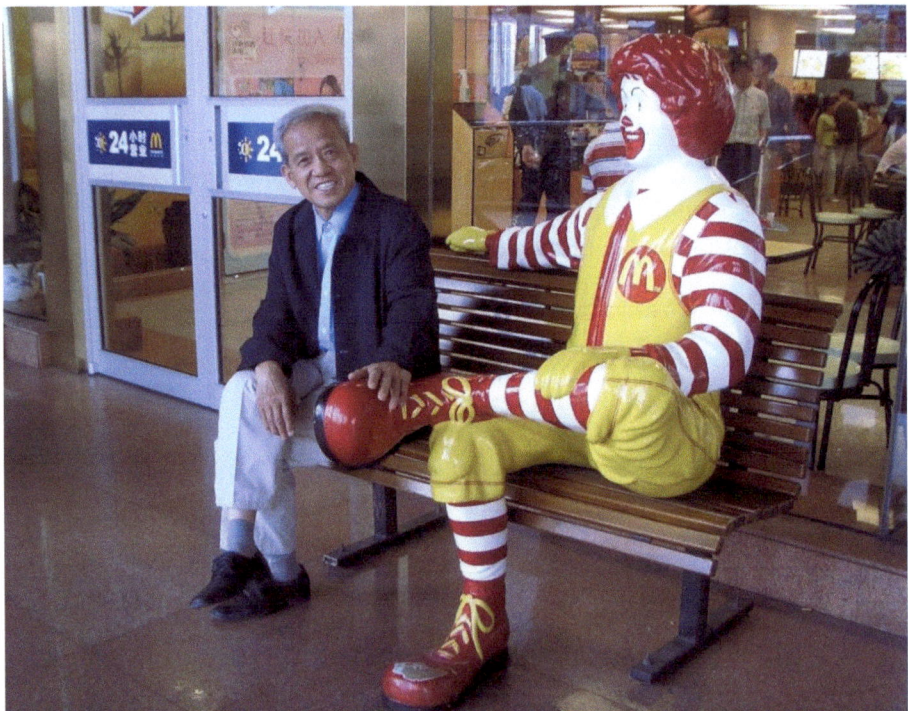

Abbildung 2: zwei Freunde, Hebei, China

Die Philosophien des Ostens erkennen die Zusammengehörigkeit von Mensch und Natur. Der Mensch hat sich in die Gegebenheiten der Natur einzufügen. Er soll sich als Einheit von Körper, Geist und Seele sehen, sowie als Teil einer umfassenden kosmischen Ordnung.

Einführung

Westliche Medizin stellt eher das „Symptom" an den Anfang und forscht nach präziser Ursache für eine spezielle Krankheit. Ihre Denkweise ist analytisch, sie entspringt der linken Gehirnhälfte, sie ist linear-logisch und kategorisiert: Ursache hat Wirkung.

Östliche Medizin sucht nach dem „Muster der Disharmonie", nach dem „Ungleichgewicht" im Körper. Die Denkweise ist synthetisch und ganzheitlich, sie umfasst das gesamte physiologische und psychologische Individuum.

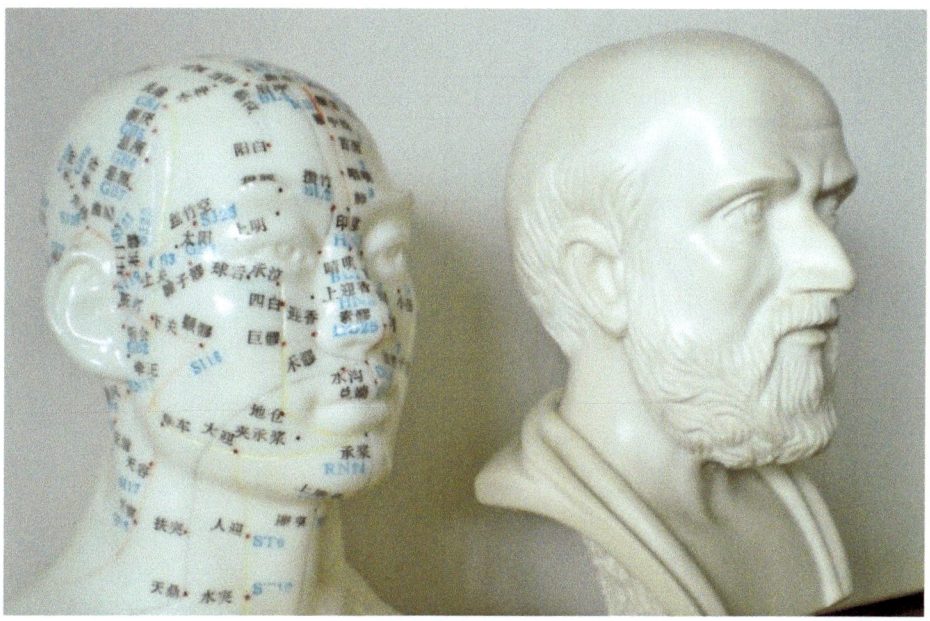

Abbildung 3: Kopf einer Akupunkturpuppe und Büste von Sokrates

Die Therapie versucht die Harmonie im Individuum wieder herzustellen. Westliches Denken ist eher auf die linke Hirnhälfte konzentriert. Sie ist der Sitz des logischen, mathematischen und stark analytischen Verstandes. Östliches Denken erfolgt mehr mit der rechten Hirnhälfte: Ursprünge der Intuition und Phantasie. Beide Hirnhälften arbeiten für das ganzheitliche Begreifen.

Einführung

Die TCM hat einiges an praktischem Nutzen zu bieten. Der völlig andere Ansatz bei Diagnose, Behandlung und Denkweise eröffnet uns alternative, zusätzliche Möglichkeiten. Naturheilkunde aber ist ganzheitlich. So ergänzen sich die westliche Schulmedizin und die TCM. Aber auch nur einzelne Elemente der TCM, Akupunktur, Tuina, Ernährung, Qi Gong, können einen Therapieansatz ergänzen.

Akute Krankheiten – „Fülle" – stehen den chronischen – „Leere" gegenüber: TCM hält für beide Ausprägungen Behandlungsmethoden zur Verfügung. Sie sind vielleicht nur Präventivmedizin zur Gesunderhaltung und Anleitung zur Lebensführung.

Heilung erfolgt in Ruhe und Entspannung!

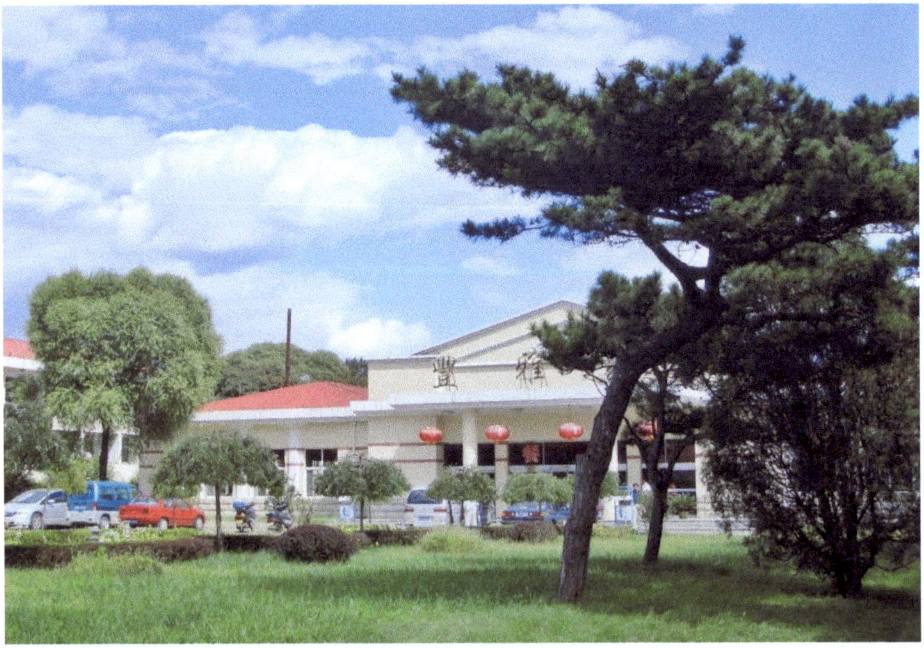

Abbildung 4: Klinik in einer Parkanlage in Hebei, China

Die TCM-Klinik liegt in einem schönen Park mit Kiefern und Ginkgo-Bäumen, nur wenige Gehminuten vom Meeresufer entfernt. Mehrere Klinikgebäude sind hier in dieser großzügigen, schönen und ruhigen Parkanlage verteilt. Hektik und Stress scheint es hier nicht zu geben, nur Ruhe und Vogelgezwitscher. Patienten finden in diesem Umfeld Entspannung und Erholung. Auch schwere Fälle mit psychosomatischen Störungen werden behandelt. Für jeden Patienten sind individuelle Übungen empfohlen, um die Heilung zu fördern. Anfangs sind es einfache und kurze Übungen des *Nei Yang Gong*. Mit fortschreitender Genesung werden Übungen aus dem *Qigong* und dem *Tai Chi Chuan* geübt.

Einer meiner Lehrer dort machte mich darauf aufmerksam, dass wir als Therapeuten nicht nur einen ruhigen und angenehmen Behandlungsraum benötigen, sondern wir selbst diese Ruhe und Entspannung um uns herum vermitteln müssen. Die Atmosphäre soll für die Patienten angenehm sein, weil sie deren Heilungsprozess fördert. Ort und Therapeut müssen zusammenwirken.

1.3 Historisches

In „grauer Vorzeit" – vermutlich um ca. 2800 v. Chr. - gab es in China den sagenumwobenen „Gelben Kaiser". Die Überlieferung berichtet über seine Gespräche mit seinem Berater *Chi Po*. Diese Gespräche wurden lange mündlich überliefert und erst ca. im 3. Jahrhundert vor Christus niedergeschrieben. Sie gelten als die ältesten schriftlichen Aufzeichnungen der damals bekannten Medizin und der dahinter stehenden Philosophien.

Das *Huangdi Neijing,* der Klassiker des „Gelben Kaisers", ist die älteste TCM-Literatur und besteht aus zwei Büchern: Das erste, *"Suwen"* (reine Fragen), beschreibt die Physio-Pathogenese und Pathologie. Das zweite Buch *"Ling Shu"* (wundersame Türangel) beschreibt die Therapieprinzipien.

Als Beispiel sei der Satz von *Chi Po* zum „Gelben Kaiser" erwähnt:

> „Eine Krankheit heilen, die bereits ausgebrochen ist, ist, als ob man einen Brunnen zu graben beginnt, wenn man Durst bekommt."

Das Werk enthält Ausführungen über Akupunktur und Moxibustion auf der Basis der damaligen chinesischen Philosophie, der Erklärungen zur chinesischen Kräutermedizin und Konzepten zur Physiologie, Pathologie und Diagnostik. Es beinhaltet bereits erste Aussagen zu *Yin* und *Yang*.

Zusammenfassung 1

Einführung: Die TCM ist ein umfangreiches System von Methoden die Gesundheit zu erhalten und wiederherzustellen. Dieses Buch soll die Grundlagen der TCM vermitteln. Meinen Zugang zu dieser Materie möchte ich mit diesem Buch möglichst verständlich weitergeben.

Grundlagen: Die TCM in der klassischen und in ihrer heutigen modernen Form werden beide in diesem Buch der Einfachheit halber als TCM bezeichnet. Grundprinzip der TCM ist: Gesundheit ist Gleichgewicht. Die chinesische Medizin bezweckt die Wahrung, bzw. die Wiederherstellung der Harmonie. „Was ist aus dem Gleichgewicht?" wird chinesisch diagnostisch mit den fünf Sinnen bestimmt. Eine Diagnose und Abklärung nach unseren Gesetzen und Vorschriften ist Voraussetzung für eine Behandlung hierzulande! Die Säulen der TCM sind: Akupunktur und Moxibustion, Tuina, Kräutermedizin, Körperübungssysteme und Ernährung. Körper, Seele und Geist bilden eine Einheit. Die Lebensführung steht dabei im Vordergrund. Gesundheit besteht bei ausgewogenem Energiefluss im Körper.

Westliches und östliches Denken: Die Beherrschung der Natur („Westen") steht dem Leben mit der Natur („Osten") gegenüber. Westliche Medizin definiert das Symptom und sucht wissenschaftlich nach der Ursache einer spezifischen Krankheit. Östliche Medizin sucht nach dem „Muster der Disharmonie" und unterstellt eine Situation des „Ungleichgewichts" im Körper. TCM eröffnet mit dem völlig anderen Ansatz bei Diagnose, Behandlung und Denkweise zusätzliche, alternative Möglichkeiten. Als Präventivmedizin kann die TCM zur Gesunderhaltung über Lebensführung, im Sinne der „Alten Chinesen", zur Verlängerung des Lebens beitragen. Heilung erfolgt in Ruhe und Entspannung!

Historisches: Um ca. 2800 v. Chr. gab es in China den sagenumwobenen „Gelben Kaiser". Die Gespräche mit seinem medizinischen Berater Chi Po wurden erst 2500 Jahre später niedergeschrieben. Sie gelten als älteste schriftliche Aufzeichnung der damals bekannten Medizin und der dahinter stehenden Philosophien. Das *Huangdi Neijing,* der Klassiker des „Gelben Kaisers", ist somit die älteste TCM- Literatur.

2 Die Prinzipien der taoistischen Philosophie in der TCM

Der Taoismus ist die prägende Philosophie Chinas, neben dem Konfuzianismus und dem Buddhismus. *Tao* oder auch *Dao* bedeutet Weg, ist aber auch Prinzip und Methode. In das *Dao* mischt man sich nicht ein, man fügt sich den Abläufen und übt Gleichmut.

In die Medizin eingeflossen sind *Qi*, *Yin* und *Yang* und die fünf Wandlungsphasen als Kern der Prinzipien der taoistischen Philosophie. Die Welt entsteht aus Wandlung.

Aufschlussreich ist es, neben *Qi*, die folgenden Grundsubstanzen zu betrachten: Blut-*Xue*, die Körperflüssigkeiten *Jin-Ye*, die Essenz-*Jing* und den Geist-*Shen*. Diese werden wir uns näher ansehen.

2.1 Qi

Qi wird oft mit dem Begriff „Lebensenergie" bezeichnet. Das reine *Qi* ist immateriell, vorgestellt als eine Art Energie. *Qi* entspricht dem himmlischen Prinzip. *Qi* aber kann sich wandeln und sich als materialisierte Energie darstellen, wie z.B. Blut – *Xue*. Dazwischen gibt es eine Bandbreite von Substanzen, die entweder mehr zum Materiellen hin neigen, wie z.B. Schleim, oder mehr zum Immateriellen hin neigen, wie z.B. Körperwärme.

> *Qi*, die alles erfüllende Lebensenergie

Qi zeigt sich in allen Lebensformen in verschiedenen Stadien der Materialisierung. Die Körperstrukturen sind eine materialisierte Manifestation, der Geist *shen* eine immaterielle. Selbst das chinesische Schriftzeichen für *Qi* zeigt dampfenden Reis, also „immateriellen" Dampf und „materiellen" Reis.

In China habe ich folgenden Zusammenhang gelernt:

> *Qi* folgt der Aufmerksamkeit und *Xue* folgt dem *Qi*.

Ganz offensichtlich und wirkungsvoll ist das während einer Qigong-Übung oder Meditation zu erkennen. Die Konzentration auf eine schmerzhafte Stelle an einem Körperteil bringt das *Qi* in Bewegung und zwar hin zum Schmerzpunkt. In der Folge fließen Blut und andere Körpersäfte - *Jin-Ye* ebenfalls zum Schmerzpunkt. Somit entsteht ein Fließen und dieser Fluss löst die Blockade, die für den ursprünglichen Schmerz ursächlich war. Also folgt *Qi* der gerichteten „Aufmerksamkeit", dem Geist, ihm nach folgt die Kraft.

Generell gesagt ist *Qi* somit die Grundlage aller Substanzen im Körper; vom Blut-*Xue*, der Körperflüssigkeiten-*Jin-Ye*, der Essenz-*Jing* bis zum Geist-*Shen*. Das *Dan Tian*, das energetische Zentrum, liegt ziemlich genau in der Körpermitte[3]. In China hat man mir erklärt, man sollte sich das *Dan Tian* etwa in Tischtennisball-Größe vorstellen.

Durch Meditation auf den *Dan Tian* und/oder auf *Ming Men* werden Blut und *Qi* gefördert!

Ming Men gehört bemerkenswerterweise nicht zu den Substanzen. Als „Tor der Vitalität" oder „Lebensfeuer", entspricht es dem Feuer in den Nieren und wird daher zum Nieren-*Yang* gerechnet. Das *Ming Men* ist die Quelle der Wärme im Körper, die Organfunktion und Fortpflanzung ermöglicht und zugleich von diesen Organen gespeist wird. Es ist auch der Ort, an dem die Essenz-*Jing* aktiviert und dem Körper zur Verfügung gestellt wird.

---

[3] Konkret befindet sich das *Dan Tian* zwischen dem Nabel und dem Akupunkturpunkt KG 4 (*Du Mai 4, Ming Men*), der auf der Lendenwirbelsäule genau zwischen den beiden Punkten Bl 23 (*Shen Shu*) liegt. Im *Ming Men*, dem *Yang*-Aspekt der Nieren, befindet sich auch die Wurzel des Körper-*Qi*. *Yang-Qi* fördert die Bewegung, *Yin-Qi* nährt das *Yang-Qi*. Alles ist von *Yang-Qi* abhängig, um zu wachsen. „Durch die Sonne *(Yang)* wachsen die Pflanzen auf der Erde". [6]

Eine Schwäche des *Ming Men* kann zu Ödemen, Verdauungsproblemen, Depressionen, dauernder Müdigkeit und Denkstörungen führen. Ein Erlöschen des „Lebensfeuers" entspricht letztendlich dem Tod.

2.1.1 Formen des *Qi*

In unserem Körper kommt *Qi* in verschiedenen Formen vor, die unterschiedlich bezeichnet werden: Ursprungs-*Yuan-Qi*, Nahrungs-*Gu-Qi*, Sammel-*Zong-Qi*, Klares-*Qing-Qi*, Wahres-*Zhen-Qi*, Abwehr-*Wei-Qi*, Nähr-*Ying-Qi*, Meridian-*Jing-Qi* und Aufrechtes-*Zheng-Qi*.

Als Beispiel sei erwähnt, dass im Falle eines starken Aufrechten-*Zheng-Qi*, die pathogenen Faktoren *Xie-Qi* den Körper nicht attackieren können.

Diese *Qi*-Formen sind in C. Focks [4] sehr gut beschrieben und in der folgenden Übersicht erläutert.

Formen des *Qi*, Definitionen nach C. Focks:

Ursprungs-*Yuan-Qi* gehört zum vorgeburtlichen oder Vorhimmels-*Qi*, ist die dynamische Form der Essenz-*Jing*, entsteht zwischen den beiden Nieren und wird ständig durch das nachgeburtliche *Qi* (Nähr-*Ying-Qi*) ergänzt. Durch die Transportfunktion des Dreifachen Erwärmers (*San Jiao*) zirkuliert es im ganzen Körper und tritt an den Ursprungs-*Yuan-Qi*-Punkten aus den Meridianen aus. Funktionell betrachtet besteht ein enger Bezug zum *Ming Men* (Tor der Vitalität, Lebensfeuer, *Yang*-Aspekt der Nieren), erwärmt und aktiviert mit diesem alle Organe und fördert Entwicklung und Wachstum des ganzen Körpers.

Nahrungs-*Gu-Qi*: entsteht in der Milz und entspricht dem ersten Zwischenergebnis bei der Nahrungsaufbereitung. Funktionell betrachtet ist es die Grundlage für das nachgeburtliche *Qi* (Nähr-*Ying-Qi*).

Sammel-*Zong-Qi*: Synonym: Brust-*Qi*, oft auch unter Atmungs-*Qi*, Thorax-*Xiong-Qi* oder Großes-*Da-Qi*; befindet sich im Thorax, vor allem hinter dem Punkt Ren 17 (*Danzhong*) und wird in der Lunge aus *Qing Qi* (aus der Atemluft) und Nahrungs-*Gu-Qi* aus der Milz gebildet. Funktionell betrachtet unterstützt es die Respiration und die Stimmfunktionen (Lautstärke), hilft Herz & Lunge bei der Verteilung von *Qi* &Blut.

Klares-*Qing-Qi* ist *Qi* aus der Natur, das bei der Atmung von der Lunge aufgenommen wird.

Wahres-*Zhen-Qi*: ist das letzte Glied in der Aufbereitung von Nahrungs-Gu-*Qi*, Essenz-*Jing* und Atemluft in der Lunge. Es gibt zwei Formen:

Abwehr-*Wei-Qi*: wird von der Lunge an der Körperoberfläche außerhalb der Meridiane zirkuliert und schützt den Körper vor äußeren Einflüssen, indem es die Hautporen öffnet und schließt, sowie die Sekretion von Schweiß und die Körpertemperatur regelt.

Nähr-*Ying-Qi*: kennzeichnet eine essenzielle Substanz, die eng mit dem Blut verknüpft ist (wird manchmal auch synonym gebraucht), und zirkuliert mit ihm in den Blutgefäßen *(Xue Mai)*, aber auch in den Meridianen (Leitbahnen *Jing Luo*). Funktionell betrachtet ernährt es den Körper und kann in Blut umgewandelt werden.

2.1.2 Funktionen des *Qi*

Das *Qi* erfüllt verschiedene wichtige Funktionen im Körper: es transportiert, transformiert, kontrolliert, schützt, erwärmt und ernährt. Im Einzelnen:

Es transportiert, und zwar Nahrung durch den Verdauungstrakt, Blut durch die Gefäße und generell alle Flüssigkeiten im und durch den Körper.

Es transformiert, d.h. es wandelt verschiedene Substanzen ineinander um, wie Essenz-*Jing*, *Qi* selbst, die Körperflüssigkeiten *Jin-Ye* und Blut-*Xue*. Weiters unterstützt es die *Zang-Fu*-Organe (ich beschreibe das im Detail weiter hinten Kapitel 5.4) aus den Körperflüssigkeiten-*Jin-Ye* Substanzen wie Dampf, Schleim oder Urin zu bilden.

Es kontrolliert verschiedene Prozesse im Körper. Es hält das Blut in den Gefäßen und es kontrolliert Schwitzen, Wasserlassen und Stuhlgang.

Die Prinzipien der taoistischen Philosophie in der TCM

Es schützt den Körper an der Oberfläche vor dem Eindringen exogener pathogener Faktoren.

Es hat auch eine erwärmende Funktion für den Körper und lässt damit die inneren Organe funktionieren.

Schließlich ernährt es den Körper (v.a. das Nähr-*Ying-Qi*).

Kommt es zur Blockade des *Qi*-Flusses im Körper, kann das zu aufsteigendem Leber-*Qi* führen [5]. *Jang Jie Bin*, ein Arzt aus der Ming-Dynastie (15./16. Jhdt.) beschreibt das in seinem Buch *Leijing* so: *„Kummer und Sorgen bewirken, dass das Qi sich einschließt und verstopft und nicht mehr wandert. Deshalb sind die natürlichen Wege (des Qi) in den Gefäßen blockiert und verstopft."*

2.2 Blut-*Xue*

Qi ist der Befehlshaber des Blutes. Blut ist die Mutter des *Qi*.

Diesen schönen Satz habe ich das erste Mal in China verstanden. Nachdem wir also die verschiedenen Formen und Funktionen von *Qi* angesehen haben, können wir uns dem Zusammenspiel von *Qi* und Blut-*Xue* widmen.

Blut-*Xue* ist nicht mit dem Blut im westlichen Sinn gleichzusetzen. Es stellt eine materielle Form von *Qi* dar und ist somit ein *Yin*-Aspekt des Körpers. Der Geist-*Shen* entspricht *Qi* und ist daher ein immaterieller *Yang*-Aspekt. Blut-*Xue* bildet den Gegenpol dazu, nämlich die materielle Basis vom Geist-*Shen*. Das Blut-*Xue* bildet sich aus dem Nähr-*Ying-Qi* und den Körperflüssigkeiten - *Jin-Ye* und ernährt und befeuchtet den Körper. Die nachgeburtliche Essenz-*Jing* und Blut-*Xue* wandeln sich ineinander um (siehe Kap. 2.4).

Das Herz dominiert das Blut-*Xue* und das Herz-*Qi* zirkuliert das Blut-*Xue* durch die Blutgefäße, unter Mitwirkung der Lunge. Das Milz-*Qi* wiederum hat eine kontrollierende Funktion, indem es das Blut in den Blutgefäßen hält. Die Leber speichert das Blut und reguliert das Blutvolumen.

Blut-*Xue* und *Qi* zirkulieren gemeinsam in den Meridianen. Der *Qi*- Fluss darf nicht unterbrochen werden. Stagnieren *Qi* und/oder Blut-*Xue* irgendwo im Körper, äußert sich das als Schmerz. Ein altes chinesisches Sprichwort bringt es auf den Punkt:

> Wo Bewegung ist, ist kein Schmerz - wo Schmerz, da keine Bewegung

Wenn ein Organ erkrankt, so zeigt sich das in der Veränderung der *Qi* - Zirkulation. Aufschluss über diese Veränderung oder sogar eine Stagnation gibt der Puls.

2.3 Körperflüssigkeiten-*Jin-Ye*

> *Jing* ist die Essenz, vorgeburtlich, die Wurzel allen Lebens (DNA?),
>
> Nachgeburtliches aus Nahrung wird Vorgeburtlichem zugeführt. [6]

Die Körperflüssigkeiten-*Jin-Ye* werden so wie auch Blut-*Xue* aus Nähr-*Ying-Qi* gebildet. Beide helfen sich gegenseitig und gehören zum *Yin* des Körpers. Verteilung und Exkretion der Körperflüssigkeiten-*Jin-Ye* funktionieren im Zusammenwirken von Milz, Lunge, Nieren und Dreifachem Erwärmer - *San Jiao*. Die Milz ist zuständig für die Bildung der Säfte, die Lunge für die Verteilung und Herabführen der Säfte sowie für die Regulierung der Wasserpassagen. Die Niere trennt klare von trüben Flüssigkeiten, wobei sie die klaren zur Lunge hinaufbefördert und die trüben zur Blase zur Ausscheidung schickt.

Dünnflüssige, klare Anteile *Jin* zirkulieren gemeinsam mit dem Abwehr-*Wei-Qi* an der Körperoberfläche. Dort ernähren und befeuchten sie Haut und Muskulatur und helfen, das Blut zu verdünnen. Beispiele dafür sind Tränen, Speichel, Schweiß und Schleimsekretion.

Die dickflüssigen, trüben Anteile *Ye* zirkulieren mit dem Nähr-*Ying-Qi* im Körperinneren. Sie bewegen sich langsam und befeuchten die inneren Organe, Gelenke, die Marksubstanz und die Sinnesorgane. Beispiele dafür sind Pankreassekret, Gelenkflüssigkeit und Liquor.

2.4 Essenz-*Jing*

Essenz-*Jing* fließt sowohl in den zwölf regulären Meridianen als auch in den acht außerordentlichen Gefäßen. Es wird in den Nieren gespeichert und hat eine enge Beziehung zu den sechs außerordentlichen *Fu*-Organen. Man kann sie in drei voneinander abhängige Aspekte unterteilen.

Die Vorgeburtliche Essenz - *Xian Tian Zhi Jing* - ist ererbt und hat ihren Sitz in den Nieren. Sie wird auch Reproduktions-*Jing* genannt und entsteht bei der Zeugung aus der Nierenessenz beider Eltern. Sie wird während der Schwangerschaft aus der Niere der Mutter gespeist und ernährt den Fötus bis zur Geburt. Sie gibt jedem Menschen eine unverwechselbare Identität, Vitalität und stellt die Basis aller anderen Substanzen dar. Sie ist am ehesten mit der DNA gleichsetzen.

Bei negativer Energiebilanz, z.B. durch auszehrende Lebensführung oder längerer schwerer Krankheit, greift der Körper auf die vorgeburtliche Essenz zurück. Sie ist nicht wieder aufzufüllen, kann aber in begrenztem Umfang durch nachgeburtliche Essenz gestärkt werden.

Die Nachgeburtliche Essenz - *Hou Tian Zhi Jing* - ist erworben. Sie entstammt der Nahrungs- und Flüssigkeitsverarbeitung im Körper, die wiederum abhängig ist von einer guten Milzfunktion. Sie wird manchmal auch als „Wasser-und-Getreide-Essenz" - *Shui Gu Zhi Jing* - bezeichnet und stellt die Energiequelle des Körpers für die Zeit nach der Geburt dar.

Bei einer ausgewogenen Lebensführung wird nur so viel Essenz verbraucht wie auch durch Ernährung und Atmung zugeführt wird.

Schließlich gibt es die eigentliche Nierenessenz – *Jing*. Sie entspringt aus der Verbindung der vorgeburtlichen und nachgeburtlichen Essenz in der Niere. Sie hat einen *Yin*-Aspekt, weshalb die Essenz-*Jing* zu *Yin* gerechnet wird. Außerdem stellt sie die materielle Grundlage für die Bildung von Mark, Gehirn, Knochen, Blut-*Xue* und Sperma dar. Sie ernährt und befeuchtet diese und ist die Basis für Wachstum, körperliche und geistige Entwicklung und Fortpflanzung.

Sie bildet die stoffliche Grundlage für das Nieren-*Yang* und ist auch der Yang-Aspekt des *Jing*. Als Quelle des *Ming Men* ist sie auch für die Erwärmung, Bewegung und Aktivierung der mit Essenz-*Jing* verbundenen Prozesse verantwortlich.

Im Laufe eines Lebens führt der natürliche Schwund des *Jing* zu Alterserscheinungen wie Zahnausfall, Verlust von Knochen- und Marksubstanz, Ergrauen und Ausfall von Kopfhaar, Augen- und Gehörproblemen sowie Sterilität und Menopause.

Bei der Syndrom-Differenzierung wird jeweils die entsprechend mögliche Einteilung des Nieren-Essenz-*Jing*-Mangels in Nieren-*Yin* oder Nieren-*Yang*-Mangel mit angegeben.

2.5 Geist - *Shen*

> *Shen* ist die Bewusstheit, die aus den Augen scheint, wenn wir wahrhaft wach sind.

Geist - *Shen* ist eine sehr immaterielle Form von Qi. Bewusstsein, Denken, Gedächtnis und Schlaf werden von Geist – *Shen* kontrolliert. Ist Geist – *Shen* gestört, ist oft auch das Herz betroffen und umgekehrt.

Das Herz ist nämlich der „Sitz des Bewusstseins"; es beeinflusst die mentalen, emotionalen, im weiteren Sinn auch die spirituellen Aktivitäten des Menschen.

Zusammenfassung 2:

Qi, *Yin* und *Yang* und die Fünf Wandlungsphasen sind Kern der Prinzipien taoistischer Philosophie in der TCM; sie sind in die Medizin eingeflossen.

Qi: die alles erfüllende „Lebensenergie" ist immateriell. *Qi* kann sich wandeln und sich als materialisierte Energie darstellen. Dazwischen gibt es eine Bandbreite von Substanzen. *Qi* zeigt sich in allen Lebensformen in verschiedenen Stadien der Materialisierung. *Qi* folgt der Aufmerksamkeit und

Die Prinzipien der taoistischen Philosophie in der TCM

Xue folgt dem *Qi*. *Ming Men* ist keine Substanz; es wird als „Tor der Vitalität" oder als „Lebensfeuer" bezeichnet; es entspricht dem Feuer in den Nieren und wird daher zum Nieren-*Yang* gerechnet.

Formen des *Qi*: In unserem Körper kommt *Qi* in verschiedenen Formen vor, die unterschiedlich bezeichnet werden: Ursprungs-*Yuan-Qi*, Nahrungs-*Gu-Qi*, Sammel-*Zong-Qi*, Klares-*Qing-Qi*, Wahres-*Zhen-Qi*, Abwehr-*Wei-Qi*, Nähr-*Ying-Qi*, Meridian-*Jing-Qi* und Aufrechtes-*Zheng-Qi*.

Funktionen des *Qi*: Das *Qi* erfüllt verschiedene wichtige Funktionen im Körper: es transportiert, transformiert, kontrolliert, schützt, erwärmt und ernährt. Kommt es zur Blockade des *Qi*-Flusses im Körper, kann das zu aufsteigendem Leber-*Qi* führen.

Blut-*Xue*: *Qi* ist der Befehlshaber des Blutes. Blut ist die Mutter des *Qi*. Blut-*Xue* stellt eine materielle Form von *Qi* dar. Blut-*Xue* ist ein *Yin*-Aspekt des Körpers und bildet die materielle Basis von Geist-*Shen*. Die nachgeburtliche Essenz-*Jing* und Blut-*Xue* wandeln sich ineinander um. Blut-*Xue* wird vom Herzen dominiert und durch das Herz-*Qi* in den Blutgefäßen zirkuliert. Blut und *Qi* zirkulieren gemeinsam - dabei darf der *Qi*- Fluss nicht stagnieren! Stagnieren *Qi* und/oder Blut-*Xue* irgendwo im Körper, äußert sich das als Schmerz. „Wo Bewegung ist, ist kein Schmerz - wo Schmerz, da keine Bewegung".

Die Körperflüssigkeiten-*Jin-Ye* werden aus Nähr-*Ying*-Qi gebildet. *Jing* ist die Essenz, vorgeburtlich, die Wurzel allen Lebens. Nachgeburtliches aus Nahrung wird Vorgeburtlichem zugeführt. Verteilung und Exkretion der Körperflüssigkeiten-*Jin-Ye* funktionieren im Zusammenwirken von Milz, Lunge, Nieren und Dreifachem Erwärmer- *San Jiao*. Dünnflüssige, klare Anteile *Jin* zirkulieren gemeinsam mit dem Abwehr-*Wei-Qi* an der Körperoberfläche. Die dickflüssigen, trüben Anteile *Ye* zirkulieren mit dem Nähr-*Ying-Qi* im Körperinneren.

Essenz-*Jing* fließt in den Meridianen und wird in den Nieren gespeichert. Man kann sie in drei voneinander abhängige Aspekte unterteilen. Die Vorgeburtliche Essenz entsteht bei der Zeugung aus der Nierenessenz beider Eltern. Die Nachgeburtliche Essenz entstammt der Nahrungs- und Flüssigkeitsverarbeitung im Körper und stellt die Energiequelle des Körpers in der

Zeit nach der Geburt dar. Die eigentliche Nierenessenz entspringt aus der Verbindung der vorgeburtlichen und nachgeburtlichen Essenz in der Niere. Sie hat einen *Yin*-Aspekt. Im Laufe eines Lebens führt der natürliche Schwund des *Jing* zu Alterserscheinungen.

Geist-*Shen* ist die aus den Augen scheinende Bewusstheit, wenn wir wahrhaft wach sind. Das Herz ist der „Sitz des Bewusstseins", beeinflusst die mentalen, emotionalen, im weiteren Sinn auch spirituellen Aktivitäten des Menschen.

3 Das *TAO* und die Urkräfte *YIN* und *YANG*

Meine Lehrer in China legten großen Wert darauf, dass die Grundlagen der Naturgesetze und Kosmologie gut vermittelt und verstanden wurden. Gerade der Begriff *Tao* = *Dao* 道 ist zentral und steht in etwa für das Urprinzip des Seins.

Um dieses Urprinzip näher zu beleuchten, sehen wir uns ein paar Textstellen aus dem *Daodejing* 道德经 von Laozi 老子 [7] zum *Dao* an: Über die Begrifflichkeit des *Dao* ist gleich im Eingang des Buches zu lesen:

„Dao, kann es ausgesagt werden, ist nicht das beständige Dao. Der Begriff, kann er definiert werden, ist nicht der beständige Begriff."

Begrifflich ist dieses Urprinzip nicht fassbar. Es entstammt der chinesischen Mystik und nicht der Philosophie.

„Was den Menschen anbetrifft – sein Gesetz ist die Erde. Was die Erde anbetrifft – ihr Gesetz ist der Himmel. Was den Himmel anbetrifft – sein Gesetz ist das Dao. Was Dao anbetrifft – sein inneres Gesetz ist das, was so ist, wie es ist."

An einer anderen Textstelle ist der Zusammenhang von *Dao*, *Yin* und *Yang* und *Qi* beschrieben:

„Dao erzeugt das Eine, das Eine erzeugt das Zweifache, das Zweifache erzeugt das Dreifache, das Dreifache erzeugt die Zehntausend Dinge. Die zehntausend Dinge stützen sich auf Yin und tragen Yang in sich. Die hervorquellende treibende Kraft Qi bringt beide in Übereinstimmung. Was ohne Begriff ist, ist Anfang von Himmel und Erde. Was einen Begriff hat, ist Mutter der zehntausend Dinge."

Das *TAO*, das Nicht-Manifestierte, ist für uns Menschen unsichtbar und unfassbar. Es geht in die Umwandlung über und manifestiert sich in zwei Urkräften *YIN* und *YANG*. Diese bilden das Weltliche, das Körperliche und natürlich das Leben, das Sein aller Lebewesen, Pflanzen und Mineralien. Ohne sie wäre das Leben nicht möglich.

Das TAO und die Urkräfte YIN und YANG

Der Mensch zwischen Himmel und Erde

Über uns ist der Himmel, er entspricht dem *Yang*; unter uns ist die Erde, sie entspricht dem *Yin*. Wir befinden uns genau dazwischen. Als Menschen haben wir *Yang*- und *Yin*- Anteile. Dieses Prinzip geht bis in die kleinste Zelle.

Diese beiden Urkräfte *Yin* und *Yang* sind in ständiger Umwandlung. Am Beispiel des Tagesablaufs können wir das sehen. Am Morgen, wenn die Sonne aufgeht, beginnt der Tag, das *Yang* nimmt zu bis zum Mittag. Danach wird das *Yang* schwächer, bis es abends vom beginnenden *Yin* abgelöst wird. Das *Yin* nimmt bis Mitternacht zu und wird zum Morgen hin schwächer, bis es beim Morgengrauen vom beginnenden *Yang* abgelöst wird.

Es gibt kein absolutes *Yin* oder *Yang*. Eins kann ohne das andere nicht bestehen und keines kommt alleine vor, sondern immer im Zusammenhang oder in Relation zueinander. Die Monade stellt die Wandlung von *Yin* und *Yang* dar. Eins geht ins andere über!

Auf diese Weise kann man die Erscheinungen der Natur beschreiben. Wie im Makrokosmos, also im Großen, so auch im Mikrokosmos, im Kleinen.

Ted Kapchuk beschreibt in seinem „Das große Buch der Chinesischen Medizin" [8] die Beziehung von *Yin* und *Yang* zueinander:

„Sie werden benutzt, um den immerwährenden Prozess natürlicher Veränderung zu erklären.

Yin und Yang beinhalten in sich selbst die Möglichkeit des Gegensatzes und der Veränderung.

1. Alle Dinge haben zwei Aspekte: einen Yin-Aspekt und einen Yang - Aspekt;

2. Jeder Yin- und jeder Yang-Aspekt kann wiederum in Yin und Yang unterteilt werden;

Das TAO und die Urkräfte YIN und YANG

3. Yin und Yang schaffen einander;

4. Yin und Yang kontrollieren sich gegenseitig;

5. Yin und Yang verwandeln sich ineinander;"

Die Theorie von *Yin* und *Yang* beruht auf dem philosophischen Konzept von zwei polaren Gegensätzen.

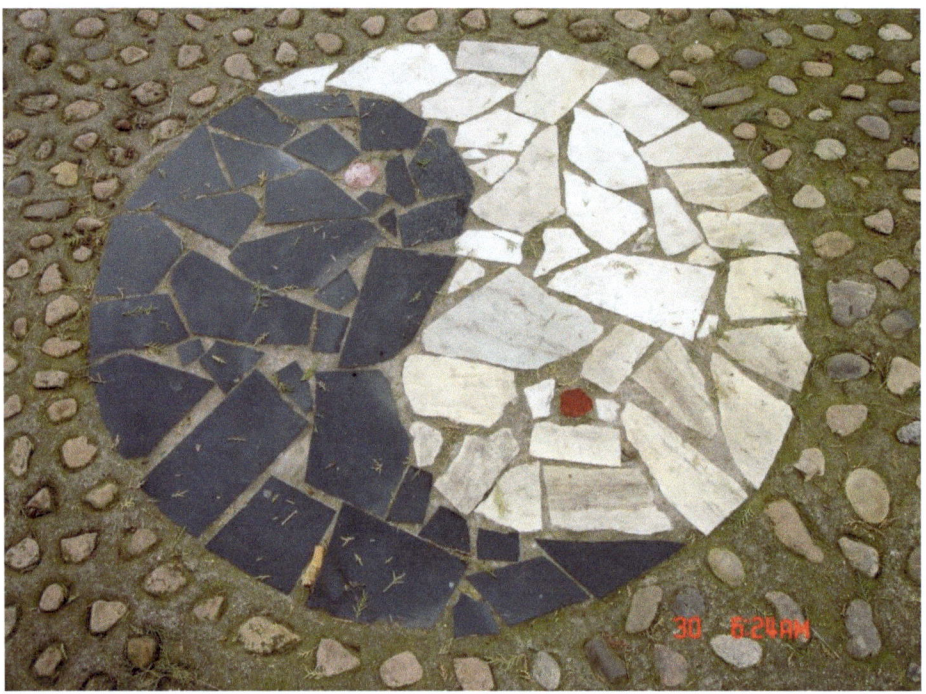

Abbildung 5: Die Monade in einem Feldweg in China aus Steinen gelegt symbolisiert die beiden Urkräfte Yin und Yang.

In jeder der beiden Urkräfte ist die jeweils andere in kleinem Maße vorhanden. Als Beispiel sei der Mond erwähnt, der Licht in die Nacht bringt, womit er das Prinzip von *Yang* im *Yin* zeigt. Ein weiteres Beispiel zeigt uns das *Yin* im *Yang*. Das Bild des Forstweges in Tirol im Winter *(Yin)* zeigt den Schatten *(Yin)* des Holzstoßes bei strahlender Sonne *(Yang)* am Tag *(Yang)*.

Von der Bedeutung her steht *Yang* für männlich, strahlend, kämpferisch, expansiv, nach außen gehend, himmlisch, geistig. Ein Beispiel: die Sonne steht für hell, Bewegung, Tag, sie steht aber auch für Stärke, Fülle, Exzess.

Yin ist alles, was dunkel, fügsam, bewahrend, nach innen gehend, irdisch instinktiv materiell ist. Der Mond: dunkel, Ruhe, Nacht, aber auch Schwäche, Mangel, Leere.

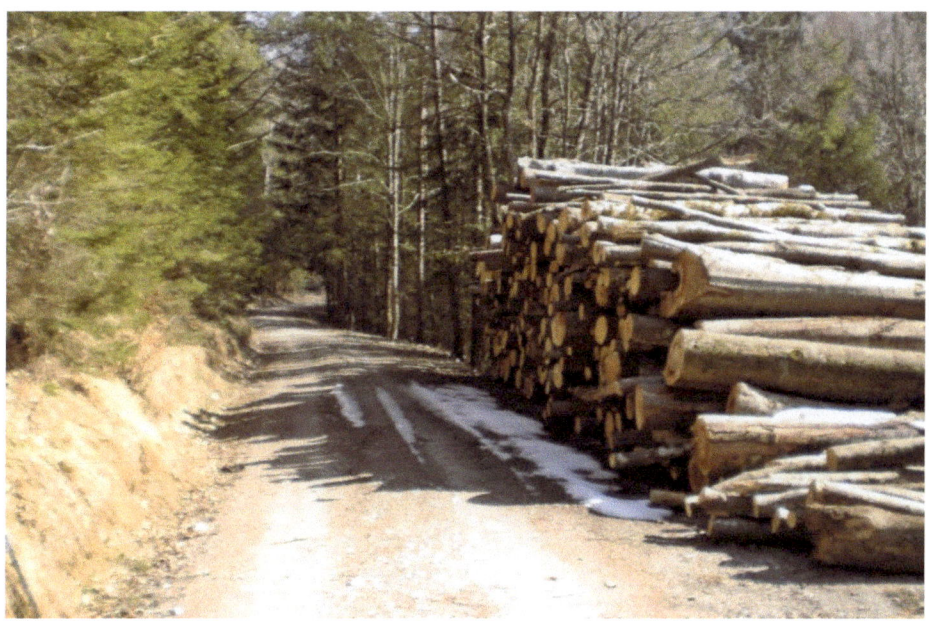

Abbildung 6: Forststraße in Tirol im späten Winter

Ursprünglich war *Yang* die von der Sonne beschienene Seite eines Hügels oder Berges und *Yin* die von der Sonne abgewandte, die Schattenseite.

Die Entsprechung ist auch beim Menschen zu sehen. Steht man z.B. mit dem Rücken zur Sonne und streckt dabei die Arme himmelwärts, so ist der von der Sonne angestrahlte Bereich *Yang* und der schattige Bereich *Yin*. Man kann das weiterverfolgen bis zu den Meridianen, die im *Yang*-Bereich

Das TAO und die Urkräfte YIN und YANG

Yang-Meridiane sind und im *Yin*-Bereich eben *Yin*-Meridiane. Ein gutes Beispiel hier ist der Blasenmeridian, der ein *Yang*-Meridian ist.

Es geht noch weiter. Die Körperoberfläche ist *Yang* zugeordnet, das Körperinnere *Yin*. Der obere Teil des Körpers, also der, der in Richtung Himmel, ist *Yang* zugeordnet und der der Erde zugewandte untere Teil des Körpers ist *Yin* zugeordnet.

Bei den Organen sind die parenchymatösen *Zang*-Organe *Yin* zugeordnet und die Hohlorgane oder *Fu*-Organe dem *Yang* (einschließlich dem Dreifachen Erwärmer, der ein Konzept, aber kein Organ ist).

> Das Prinzip von *Yin* und *Yang* wird auch in der Medizin angewendet.

Zum Beispiel ist ein Schmerz ein *Yang*-Zustand, Fieber ebenfalls. Hingegen Arthrose oder Kälte im Körper sind *Yin*-Zustände. Für Diagnose und Therapie ist dieses Prinzip grundlegend.

So steht es auch im *Huang Di Nei Jing Su Wen*, Kap. 74 [9] geschrieben: „*Kaltes sollst du erhitzen – heißes sollst du kühlen, fiebriges sollst du erfrischen – kühles sollst du erwärmen, zerstreutes sollst du sammeln – zusammengeballtes sollst du zerstreuen, trockenes sollst du befeuchten – feuchtes sollst du trocknen, akutes sollst du beruhigen, verhärtetes sollst du auflösen, zerbrechliches sollst du festigen, schwaches sollst du tonisieren, übermächtiges sollst du ausleiten; jede Krankheit nach ihrer Art. Es herrsche Klarheit und Ruhe, so dass die pathogenen Energien zurückgehen zu ihrem Ursprung. Dies ist die Grundlage aller Therapie.*"

Ob jetzt mit Moxa erwärmt oder mit der Kräuterheilkunde ein Leerezustand behoben oder Hitze aus dem Körper ausgeleitet wird; es sind praktische Anwendungen dieser Prinzipien. Jeder Krankheitszustand ist individuell und die Behandlungsstrategie ist darauf abzustimmen.

> Verschiedene Philosophien hinterließen ihre Spuren.

Das *Yijing* (Buch der Wandlungen) ist einer der ältesten Klassiker (um 1100 v. Chr.) der chinesischen Philosophie, aus der Shang-Dynastie (1520-

1030 v. Chr.). Es erläutert die vorgegebene Ordnung zwischen Himmel und Erde in der der Mensch lebt, und in die er sich einfügen muss, wenn er in Harmonie – und damit auch in Gesundheit – leben will.

An dieser Stelle sei auch eine Betrachtung der philosophischen Einflüsse in der Verbindung von Mystik und Wissenschaft erläutert:

Taoistische Lehre (*Lao-Tse*, 480-390 v. Chr.): *Tao* = der Weg, Ordnung der Natur, Ziel ist Rückkehr zur einfachen bescheidenen Lebensweise, Verlängerung des irdischen Lebens, Suche nach Unsterblichkeit.

Konfuzianismus (*Kung-Fu-Tse*, 551-479 v. Chr.): reine Sozial- und Sittenlehre, Ziel ist Gerechtigkeit, Friede und Achtung vor dem Einzelwesen, auch Gesundheit und Zufriedenheit für den Einzelnen.

Buddhismus, (1. Jhdt. n. Chr.) aus Indien. Ziel ist enthaltsames Leben und den Zustand absoluter innerer Ruhe und Erleuchtung anstreben.

Das TAO und die Urkräfte YIN und YANG

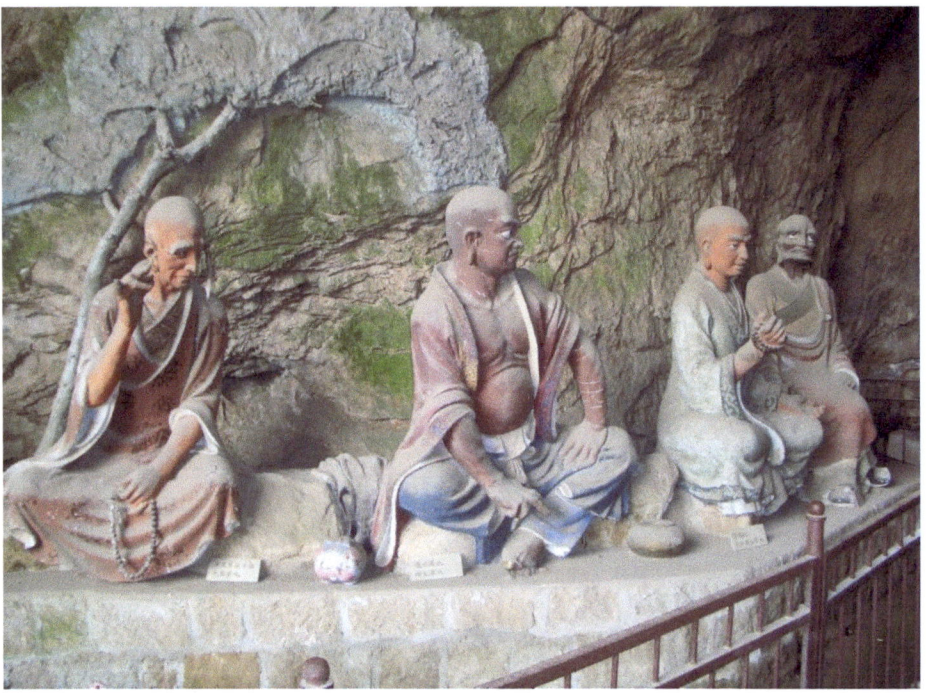

Abbildung 7: „Heilige" in einer Höhle im „Tal der Heiligen", China

Zusmmenfassung 3:

Der Mensch als Wesen zwischen Himmel und Erde, befindet sich genau zwischen *Yin* und *Yan*. Der Himmel über uns entspricht dem *Yang*; die Erde unter uns entspricht dem *Yin*. *Yin* und *Yang* sind in ständiger Umwandlung, was wir am Beispiel des Tagesablaufs unschwer erkennen können. Die Monade stellt die Wandlung von *Yin* und *Yang* dar. Eins geht ins andere über! Das Prinzip von *Yin* und *Yang* wird auch in der Medizin angewendet.

4 Die Fünf Wandlungsphasen

Im alten China gab es neben der Philosophie von *Yin* und *Yang* noch ein anderes System, mit dem man alle Vorgänge im Universum beschreiben konnte. Man nannte dieses System die „Fünf Wandlungsphasen" – *Wu Xing*, 五行 bestehend aus den „Elementen" Holz, Feuer, Erde, Metall und Wasser. Sie sind bei uns bekannt als die „Fünf Elemente". Darüber steht das Prinzip von *Yin* und *Yang*.

Dieses System der „Fünf Wandlungsphasen" ist auch in die Medizin eingeflossen. Man kann damit viele Prozesse im Körper beschreiben und verstehen. Oftmals ist diese Theorie eine wichtige Grundlage für eine chinesische Diagnose und die folgende Therapie. In der Praxis hat es sich im Laufe der Geschichte oft als zu rigide herausgestellt. Die Betrachtung mittels *Yin* und *Yang* erlaubt mehr Flexibilität in der Interpretation.

Das Verständnis der „Fünf Wandlungsphasen" und deren gegenseitige Beziehungen gibt uns eine Möglichkeit, die kosmischen Zusammenhänge (wie außen – so innen) in unserem Körper als eine Grundlage chinesischer Diagnose und Therapien leichter zu verstehen.

Diese Prinzipien werden vielfältig angewendet: bei der Einteilung und den Wirkungsweisen von Pflanzendrogen, von Lebensmitteln in der Ernährung, beim Erkennen körperlicher und psychischer Muster, usw.

Die 5 „Elemente" – Wandlungsphasen - *Wu Xing* 五行 sind in der folgenden Abbildung graphisch dargestellt.

Die Fünf Wandlungsphasen

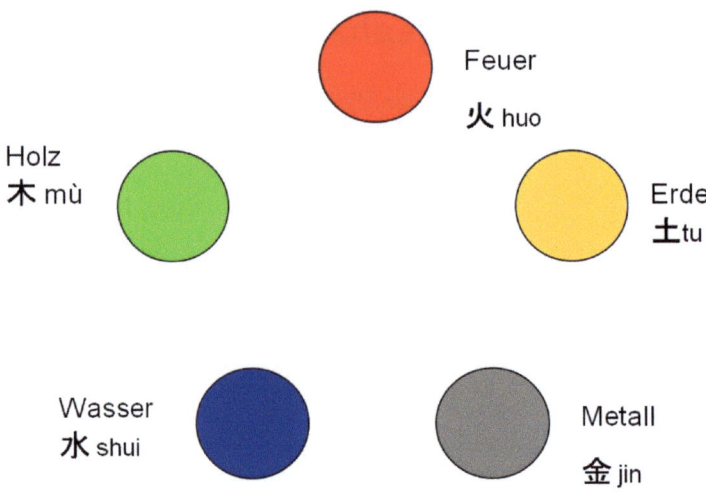

Abbildung 8: Die 5 „Elemente" – Wandlungsphasen - Wu Xing 五行

4.1 Die Qualitäten der Fünf Wandlungsphasen

Die Qualitäten der „Fünf Wandlungsphasen (Elemente)" dienen dem näheren Verständnis dieser Prinzipien um sie auch in der Praxis anwenden zu können. Sie sind im Folgenden kurz beschrieben:

4.1.1 Das Holz-Element

Die Wandlungsphase Holz steht für entstehen und wachsen. In ihr sind die Faktoren für Wachstum und Expansion latent angelegt. Ein Baum beginnt im Frühjahr zu sprießen, Äste wachsen und Blätter treiben aus. Die Holz-Energie ist nach oben und nach vorne gerichtet, sie entfaltet sich frei und dehnt sich aus. Ihre Jahreszeit ist der Frühling, die Lebenszeit ist die des Kindes und der Jugend, die zugehörige Tageszeit ist der Morgen, der junge Tag. Die Himmelsichtung ist der Osten, der Klimafaktor ist der Wind, die Farbe ist grün.

Die Holz-Energie entspricht dem kleinen *Yang* der *Yang*-Phase. Sie verleiht z.B. der Urkraft des Wassers Richtung und Bewegung. Sie sorgt für geordnetes Wachstum und Entwicklung und verkörpert die Sehnsucht nach fortwährender Entwicklung, sowohl persönlich als auch geistig und spirituell.

Als positive Charaktereigenschaft ist die Geduld hervorzuheben. Ein starkes Holz erlaubt Nachsicht mit uns und anderen, ohne dabei die jeweilige Situation und das vorgenommene Ziel aus den Augen zu verlieren. Holz-Energie geprägte Charaktere sind bei Schwierigkeiten im Leben entspannt und gelassen und generell eher flexibel, tolerant und großzügig. Sie haben klare, visionäre Vorstellungen von der Zukunft und mit ihrer Kreativität, ihrem Pragmatismus und den gegebenen organisatorischen Fähigkeiten sorgen sie für die Umsetzung ihrer Pläne.

4.1.2 Das Feuer-Element

Die Feuer-Energie steht für Wachstum und Aktivität. So wie die Flammen eines Feuers nach oben lodern und Wärme und Hitze abgeben. Nachschub bekommt das Feuer vom Holz, welches verbrannt wird und dadurch das Feuer nährt. Die Feuerphase ist somit die Weiterentwicklung der Holzphase und stellt das große *Yang* dar. Diese Energie wärmt und sie flackert aufwärts. Die Feuer-Energie geht in alle Richtungen. Ist das Blut gesund und in ausreichendem Maße vorhanden, ist auch ein gesundes Feuer-Element gegeben.

Von den Jahreszeiten her steht diese Energie für den Sommer, wenn die Natur üppig grünt. Die Tageszeit ist der Mittag und im Lebensverlauf betrifft sie den Höhepunkt des Lebens. Die Himmelsrichtung ist Süden, der Klimafaktor ist die Hitze, die Farbe ist rot.

In der Persönlichkeit macht es Intellekt und Charisma aus und zeigt Eigenschaften wie rasche, klare Auffassungsgabe und Aufgeschlossenheit für Neues. Die Zunge gehört zum Herz-Meridian, wodurch ein enger Zusammenhang zwischen den beiden besteht. „Das Herz öffnet sich zur Zunge hin!"

4.1.3 Das Erde-Element

Ein ausgleichendes Element, eine neutrale Phase, weder *Yin* noch *Yang*, repräsentiert es die Mitte. Es empfängt, wandelt um und wirkt wie eine „innere Mutter", die ernährt und stabilisiert. Es ermöglicht die Verbindung zwischen Himmel und Erde.

Sinnbildlich liegt es wie eine Radnabe in der Mitte des Rades. Es stellt auch die Mitte des Menschen dar. Der Bauchnabel, die Nabelschnur und die Ernährung gehören zu dieser Mitte. Magen und Milz/Pankreas sind die zugehörigen Organe und Meridiane. Die Richtung ist die Mitte, die Jahreszeit entspricht der Übergangszeit wie Spätfrühling, Spätsommer, etc. Im Lebenszyklus steht sie für das mittlere Erwachsenenalter. Der zugehörige Klimafaktor ist die Feuchtigkeit. Die Farbe der Erde ist Ocker, erdfarben (in den Abbildungen gelb dargestellt).

Die Erde kann durch Holz geschädigt werden, so wie wachsende Wurzeln sich im Erdreich Platz schaffen, ja sogar Felsklüfte aufreißen können.

In der Persönlichkeit zeigt es sich als stabil, zentriert, beständig, gereift und ausgeglichen, aber auch gutmütig, hilfsbereit und mitfühlend.

4.1.4 Das Metall-Element

Die Wandlungsphase Metall ist eine *Yin*-Phase. Das Metall-Element klärt, schützt und steigt ab. Es symbolisiert die Körperoberfläche und damit den Kontakt eines Menschen zu seiner Umwelt. Das Metall-Element steht in Verbindung zum kosmischen Qi und es ist als kommunikatives Element wichtig.

Die Metall-Energie steht für die Konzentration und die Bewegung nach innen. Das Metall erzeugt das Dichte und somit auch die Struktur. Wir Menschen haben Strukturen im Körper und brauchen auch welche im Leben, die uns Halt und Stabilität geben.

Die Jahreszeit ist der Herbst. Die entsprechende Lebensphase ist das reife Erwachsenenalter, die Entwicklung entspricht der Ernte. In dieser Lebensphase dürfen wir die Früchte unseres bisherigen Lebens ernten. Die Himmelsrichtung ist der Westen, der Klimafaktor die Trockenheit. Die Farbe des Metalls ist weiß (in den Abbildungen grau dargestellt).

Die Persönlichkeit zeichnet sich durch klare Linien aus. Sie ist gerecht und analytisch. Ein zentrales Thema im Leben ist immer wieder das Spiel von Nähe und Distanz. Dennoch sind die sozialen Beziehungen geordnet und lebendig.

4.1.5 Das Wasser-Element

„Alles Leben kommt aus dem Wasser". Die Wandlungsphase Wasser repräsentiert das große *Yin* und stellt die Wurzel allen Lebens dar. Sie ernährt, fließt und sorgt für Wachstum und Fortpflanzung.

Die Richtung ist nach unten. Wasser wirkt ausgleichend, hat aber die Fähigkeit, alle anderen Elemente zu durchdringen.

Die Jahreszeit ist der Winter, das zugehörige Klima ist die Kälte, das Lebensalter ist das hohe Alter. Die Himmelsrichtung ist der Norden. Die Farbe für Wasser ist schwarz (in den Abbildungen blau dargestellt).

Ein gesundes Wasser zeigt einen starken Lebenstrieb und einen starken Willen. Vom Charakter her sind Wasser-Typen ruhig und bedächtig, sie haben keine Angst und sind mutig ohne Wagemut. Unbekümmerte Neugier zeichnet sie aus. Als Leitspruch könnte für sie gelten: „In der Ruhe liegt die Kraft".

4.2 Die Zyklen der Fünf Wandlungsphasen

Die Fünf Wandlungsphasen Holz, Feuer, Erde, Metall und Wasser sind „elementare" kosmische Energien! Beobachtungen des Zusammenwirkens dieser Energien in der Natur haben sehr früh im alten China zur Beschreibung der Beziehungen als Zyklen geführt.

Diese Fünf Elemente bedingen sich gegenseitig und sind miteinander vernetzt. Ist nur eine der Beziehungen unterbrochen, kann keines der anderen Elemente mehr so existieren wie zuvor.

Die Fünf Wandlungsphasen

Nachdem diese Zusammenhänge in der Medizin immer wieder zur Erklärung von pathologischen Veränderungen herangezogen werden, ist grundsätzliches Verständnis derselben unerlässlich. Hervorbringungs-, Kontroll-, Überwältigungszyklus geben oft wertvolle Hilfestellung bei der Diagnose.

4.2.1 Hervorbringungszyklus (Ernährungszyklus)

In diesem Zyklus fördert jedes Element das nächste. Bei der Betrachtung beginnen wir beim Holz und gehen im Uhrzeigersinn weiter.

Holz gebiert Feuer, Feuer gebiert Erde, Erde gebiert Metall, Mineralien, Salze, Metall – salzreicher Boden - gebiert Wasser, Wasser gebiert Holz.

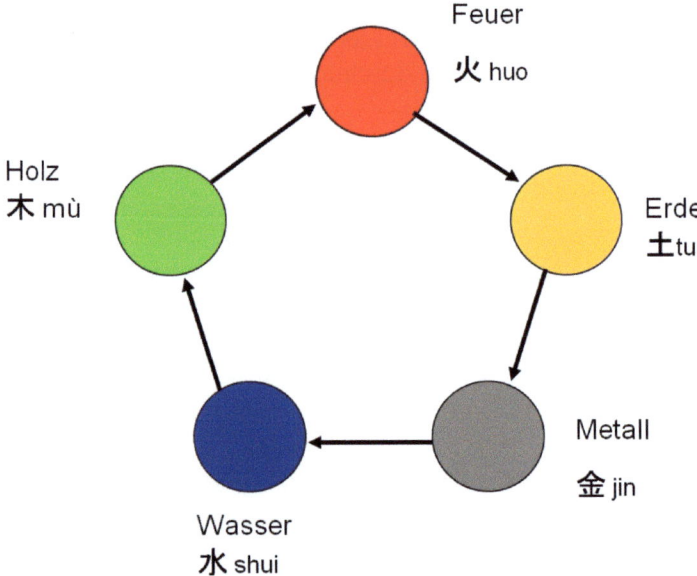

Abbildung 9: Hervorbringungszyklus (Ernährungszyklus)

Das Prinzip <u>Wasser gebiert Holz</u> ist im nächsten Foto (Simssee in Oberbayern) zu sehen. Das Schilf am Ufer wächst gerade nach oben, genährt vom Wasser.

Die Fünf Wandlungsphasen

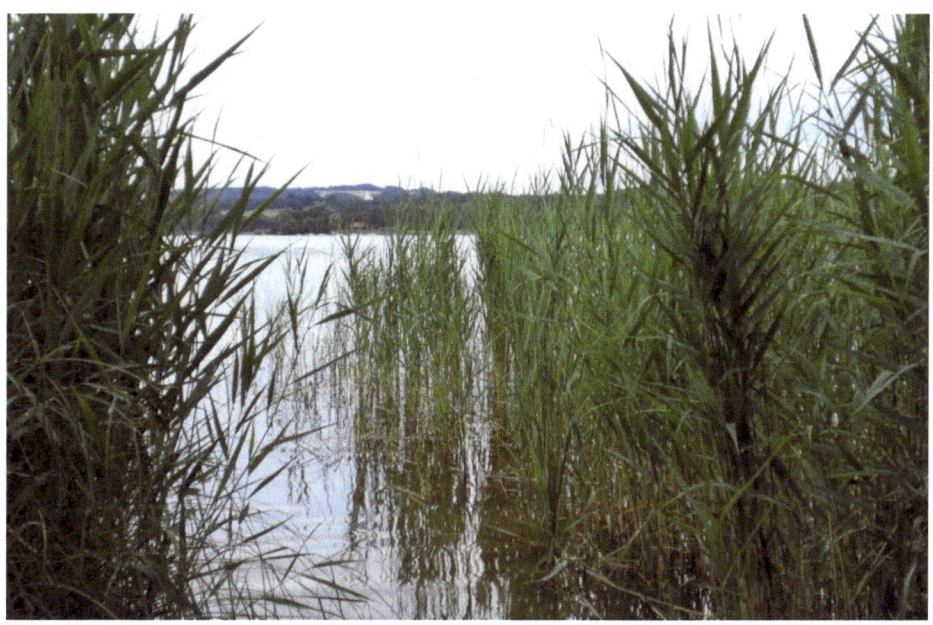

Abbildung 10: Wasser gebiert Holz, hier am Beispiel des Simssee-Ufers

4.2.2 Kontrollzyklus

Die Elemente „halten sich in Zaum" in einer bestimmten Reihenfolge, damit die „Bäume nicht in den Himmel wachsen."

Dabei kontrolliert *(ke)* ein Element jeweils das übernächste im Uhrzeigersinn. Ein Beispiel in der Natur ist, dass die Erde das Wasser im Bachbett hält. Erde können hier Steine, Schotter, Fels, Sand, usw. sein.

Betrachten wir dieses Prinzip an einem Beispiel im Körper: die Gefäße halten Blut-*Xue* und *Qi* in den Bahnen. Ist die Erde nicht in der Lage, das Wasser in den Gefäßen zu halten, kann es zum Austritt von Blut durch die Gefäßwand (Hämorrhagie) oder auch durch die Nierenglumeruli (Proteinurie), kommen. Der Behandlungsansatz wäre dann: die Erde stärken, damit sie das Wasser wieder in den Bahnen hält.

Die Fünf Wandlungsphasen

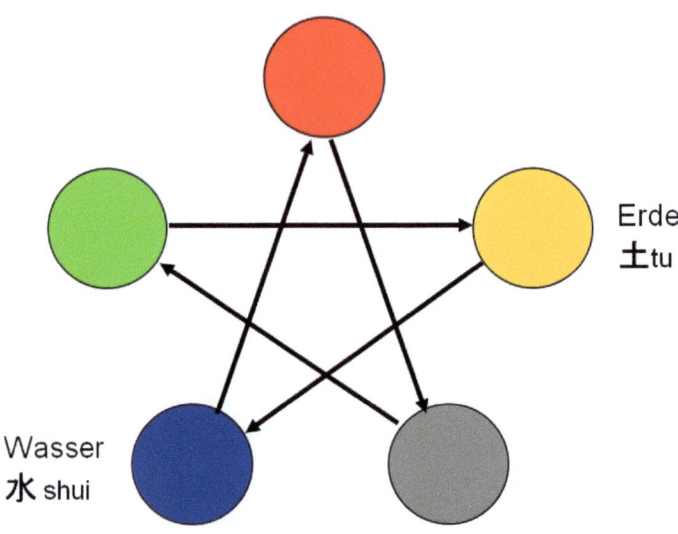

Abbildung 11: Kontrollzyklus

4.2.3 Überwältigungszyklus

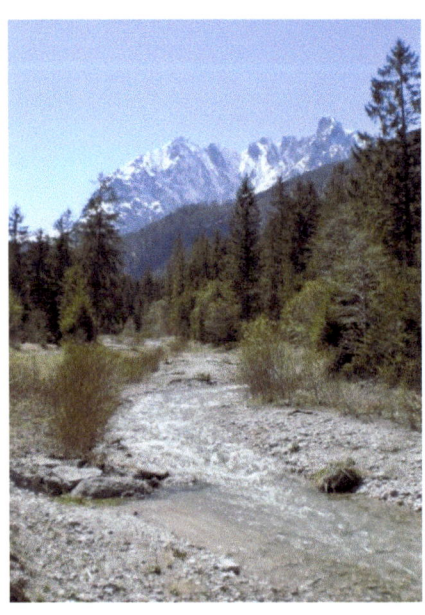

Jedes Element überkontrolliert *(cheng)* im Uhrzeigersinn das übernächste. Es gibt somit zu viel an „Hemmung" bzw. an „Kontrolle", was schon pathologisch ist. Zum Beispiel können deutlich übertriebene Erziehungsmaßnahmen das Kind „brechen".

Abbildung 12: Gebirgsbach in Tirol. Die Erde (Steine, Fels, Geröll) hält das Wasser in den Bahnen.

Die Fünf Wandlungsphasen

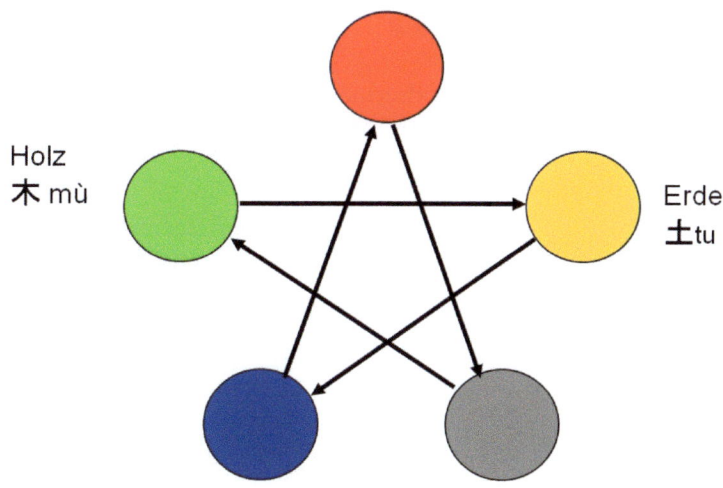

Abbildung 13: Überwältigungszyklus

Ein Beispiel in der medizinischen Betrachtungsweise wäre folgende: Holz (Leber) überwindet Erde (Magen/Milz): das in Übergewicht geratene Leber-*Qi* stört die Verdauungsfunktion von Magen und Milz. Eine Behandlungsstrategie: die Erde stärken, damit das Holz die Erde nicht mehr schwächen kann. Eine stärkere Erde nährt das Metall (Lunge/Dickdarm), welches wiederum das Holz kontrolliert.

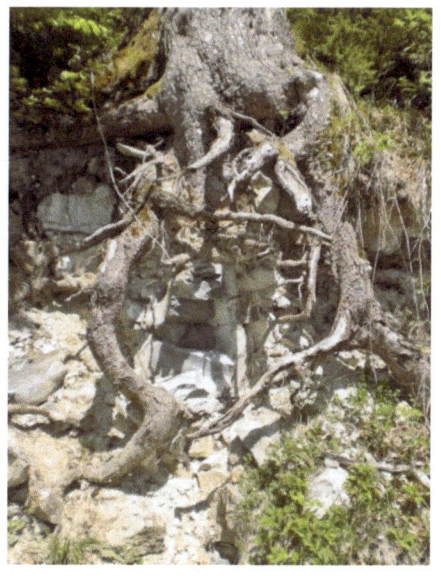

Abbildung 14: Holz überwindet Erde! Die Wurzeln des Baumes „sprengen" mit ihrem Wachstum das Gestein. Foto auf dem Weg zur Schuhbräualm bei Bad Feilnbach in Oberbayern.

Die Fünf Wandlungsphasen

4.2.4 Widerstandszyklus

Ein Element leistet dem vorvorherigen Widerstand. Holz widersteht Metall, Metall widersteht Feuer, Feuer widersteht Wasser, Wasser widersteht Erde, Erde widersteht Holz.

Zum Verständnis dieses Prinzips seien ein paar Beispiele aufgeführt: ein starker Baumstamm widersteht beim Fällen einer stumpfen Metallaxt. Ein größeres Eisenteil lässt sich von einer kleinen Flamme nicht beeindrucken. Ein großes Feuer lässt sich von einem Kübel Löschwasser auch nicht beeindrucken. Ein Kübel Sand in einen See gekippt, macht dem See nichts aus. Der gleiche Kübel Sand auf eine kleine Wasserpfütze gekippt, lässt die Pfütze verschwinden. Ein trockener harter Boden widersteht einer Spitzhacke.

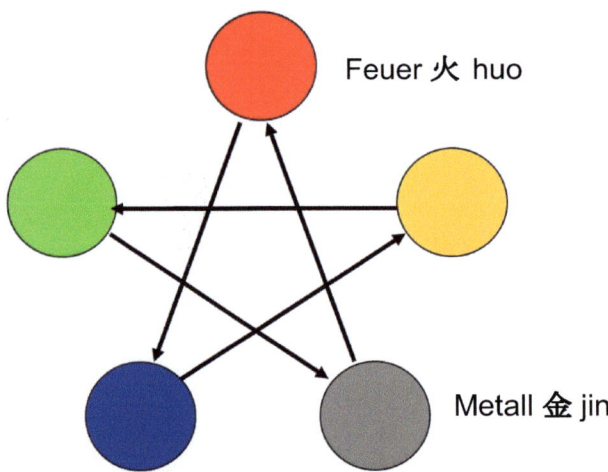

Abbildung 15: Metall widersteht Feuer!

Wird die Wandlungsphase pathologisch stärker als ihre Kontrollphase, kommt es zum Verspottungs – *Wu* - Zyklus.

Zum Beispiel kann starker Regen zu Schlammlawinen oder Murenabgängen führen. Eine Mure kann Bäume mitreißen und die Vegetation begraben. Ein kräftiges Feuer kann Wasser verdampfen.

Die Fünf Wandlungsphasen

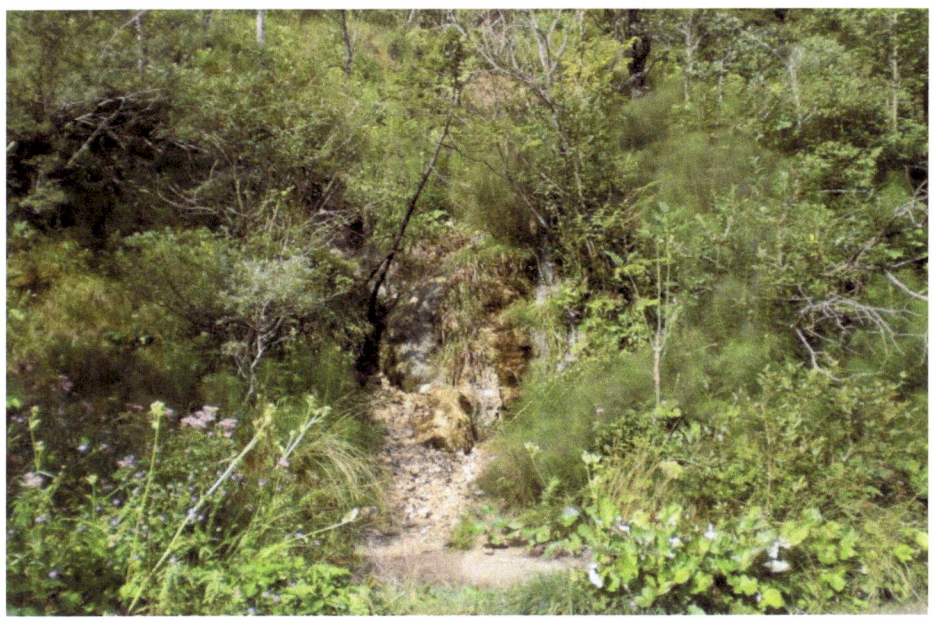

Abbildung 16: Wasser kann Gestein lösen, hier an einer Quelle in Bad Feilnbach in Oberbayern. Über Zeit löst das Quellwasser Steinchen und Felspartikel aus und befördert sie weiter.

4.2.5 Mutter-Sohn-Zyklus

Es handelt sich hierbei eigentlich um den Ernährungs-Zyklus, der oben schon dargestellt ist. Das Prinzip ist, eine Mutter wird ihr Kind immer fördern und ein Kind wird von der Mutter immer nehmen.

Die Fünf Wandlungsphasen

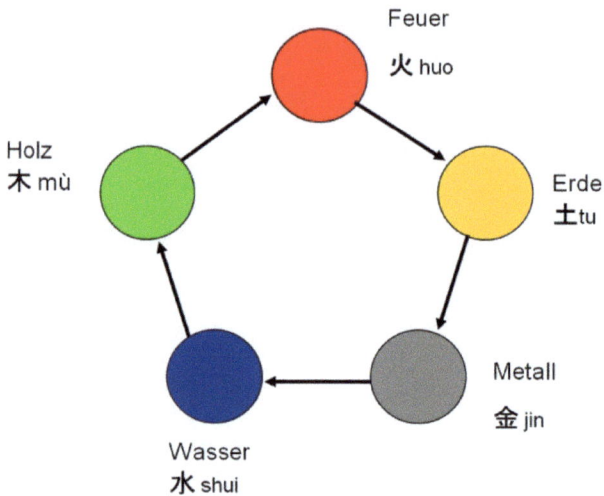

Abbildung 17: Mutter-Sohn-Zyklus: die Mutter fördert ihr Kind

4.2.6 Mutter-Sohn-Zyklus, Sohn schwächt Mutter

Dieser Zyklus ist wie der vorherige, jedoch in umgekehrter Richtung, gegen den Uhrzeigersinn. Der Sohn schwächt die Mutter, indem er sie aussaugt, oder sogar angreift.

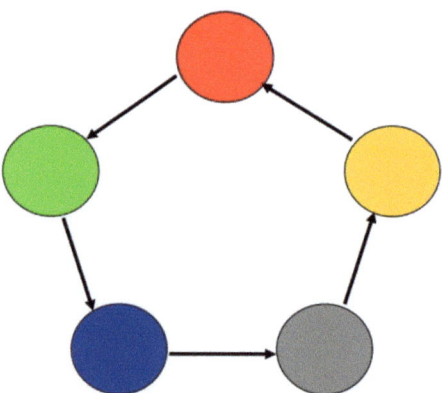

Abbildung 18: Mutter-Sohn-Zyklus: der Sohn schwächt die Mutter

4.3 Weitere Beispiele für Zyklen

Wenn man im Hervorbringungszyklus für die Wandlungsphasen nicht nur die zugehörigen Meridiane einsetzt, sondern auch die jeweiligen *Zang-Fu*-Organe, ergibt sich folgendes Bild:

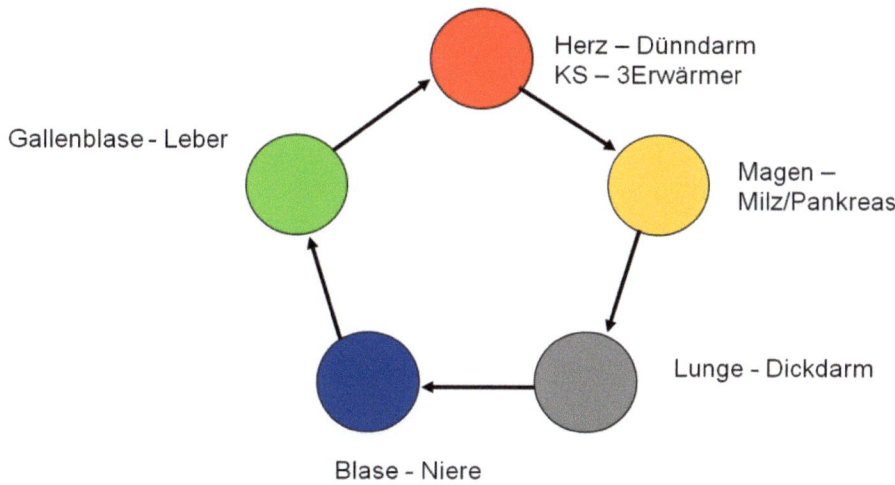

Abbildung 19: zweimal Feuer im Hervorbringungszyklus

Auffällig ist, dass die *Zang - Fu* - Organe, die dem Feuer zugeordnet sind, doppelt vorkommen. Herz-Dünndarm ist im Hervorbringungs-Zyklus und im Qi-Fluss. KS-3Erwärmer bekommen das *Qi* von der Niere, also vom Wasser, und geben es an das Holz, nämlich Gallenblase – Leber - weiter.

Legt man die Körperschichten und deren Tiefe zugrunde, sehen wir deren Zuordnungen zu den jeweiligen Organen. Als Beispiel nehmen wir die Muskeln: als Masse sind sie Milz/Pankreas (Erde) zugeordnet, als bewegendes Element der Leber (Holz). Haut und Körperhaar sind der Lunge (Metall) zugeordnet, die Subkutis dem Herzen (Feuer). Die Knochen werden von den Nieren (Wasser) kontrolliert, sie stellen die tiefste Schicht dar.

Die Fünf Wandlungsphasen

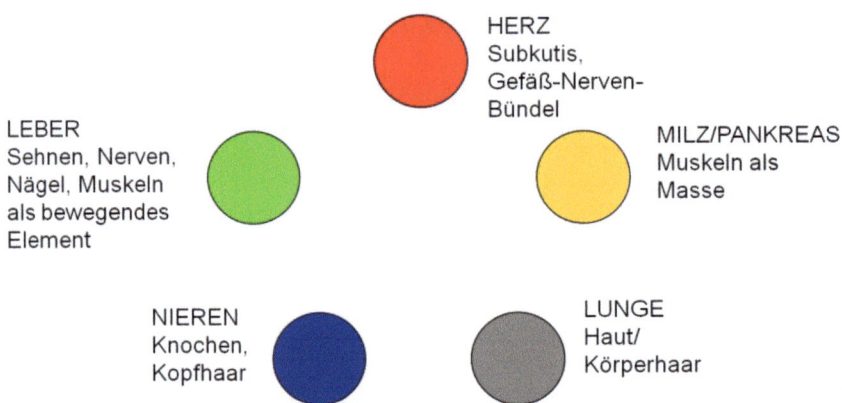

Abbildung 20: Zuordnung der Körperschichten zu den Organen. Sowohl die Geschmacksrichtungen als auch die „Inneren Faktoren" oder Emotionen lassen sich mit diesem Modell ebenfalls beschreiben.

Die „5 Elemente" werden auch zur Einteilung der Geschmacksrichtungen herangezogen. Einerseits um bei der Ernährung eine gewisse Ausgewogenheit herbeizuführen, andererseits um eine Betonung eines oder mehrerer „Elemente" bei der Zubereitung von Speisen hervorzuheben. Beim Kochen einer ausgewogenen Speise werden Lebensmittel und Gewürze von jedem „Element" ausgewählt.

Einige „Hardliner" dieses Konzeptes geben die Lebensmittel und Gewürze im Uhrzeigersinn, also im Ernährungszyklus in den Topf, wobei oft sogar die letzte Zutat zu jenem „Element" gehört, das man stärken möchte. Will man z.B. die Nieren stärken, so wird als letzte Zutat jene des Wasser-„Elements" zugegeben, etwa Fisch, Meeresfrüchte oder das Gewürz Salz für den salzigen Geschmack. Meine Gespräche mit den Köchen in der Klinikküche haben eher praktische Ansätze ergeben. Vom vorhin erwähnten Konzept der „Hardliner" haben sie nichts gehalten. Im Vordergrund stand bei ihnen wohl das ausgewogene Kochen, aber auch, dass einzelne Gerichte zur Stärkung der „Elemente" zusammengestellt wurden. Ein Beispiel sind Gerichte mit Fisch oder Meeresfrüchten zu Stärkung der Nieren (Wasser) oder Selleriestangen, geschnitten und mit Erdnüssen gemeinsam angebraten, zur Stärkung der Leber (Holz) und des Magens (Erde). Mit Ingwer und Pfeffer kann man den Geschmack in Richtung scharf für das Metall-„Element" einbringen, was wiederum Lunge und Dickdarm stützt.

Diese fünf Geschmacksrichtungen werden seit vielen Jahrhunderten in der Pharmakologie angewendet, um Heilpflanzen nach den fünf „Elementen" einzuordnen. Das Zusammenstellen von Rezepten für Pillen oder Dekokte folgt ebenfalls dieser Regel.

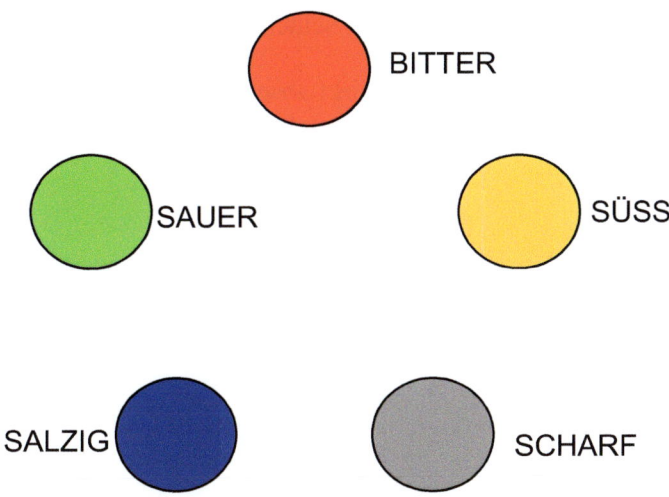

Abbildung 21: Geschmacksrichtungen und die „Elemente"

Sauer ist dem „Element" Holz zugeordnet. Der Geschmack sauer wirkt Säfte erhaltend, zusammenziehend. Er hält übermäßige Ausscheidungen zurück und wirkt stopfend. Bei Verstopfung ist daher der saure Geschmack kontraindiziert.

Bitter ist der Geschmack vom „Element" Feuer. Bitter wirkt trocknend, Säfte bindend und lindert Hitze. Diese Geschmacksrichtung vertreibt Nässe und Schleim und senkt gegenläufiges *Qi* ab.

Süß ist der „Erde" zugeordnet. Es ist jener Geschmack von Getreide oder Brot, wenn man es länger im Mund kaut. Auch reifes Obst ist süß. Nicht gemeint ist die Süße von raffiniertem Zucker! Getreide stärkt das *Qi*, es füllt

Qi wieder auf und gibt so Energie. Die Blutbildung wird gefördert sowie die Funktionen von Magen und Milz.

Scharf ist der Geschmack des „Metalls". Er vertreibt äußere Faktoren von der Körperoberfläche und regt die Zirkulation von Blut und *Qi* an. Scharfer Nahrung wäre bei einer Erkältung oder einem grippalen Infekt anzuwenden (z.B. Ingwer, Frühlingszwiebel, Pfeffer). Sie vertreiben frisch eindringende pathogene Faktoren von der Körperoberfläche und verhindern dadurch das Eindringen derselben in tiefere Schichten.

Salzig entspricht dem „Wasser" und wirkt absenkend, abführend und befeuchtend. Salzig hält Säfte und wirkt sammelnd, erweichend und lösend. Als Beispiel werden Verhärtungen mit dem Geschmack salzig weicher gemacht.

Beim Einsatz der Geschmäcker sind die jeweiligen Kontraindikationen zu beachten. Bei Hitzesymptomen, z.B. bei Hautaffektionen, sollte der Geschmack scharf vermieden werden. Gleiches gilt bei Erschöpfungszuständen, denn beim Schwitzen geht *Qi* mit dem Schweiß weg.

Diagnostisch ist noch anzumerken, dass eine Vorliebe für einen bestimmten Geschmack auf eine Schwäche im jeweiligen Funktionskreis hinweisen kann. Beispielsweise wird Heißhunger auf Süßes wie Schokolade oft durch eine Schwäche im Funktionskreis Milz/Pankreas (Erde) ausgelöst.

4.4 „5 Elemente" und „Innere Faktoren" oder Emotionen

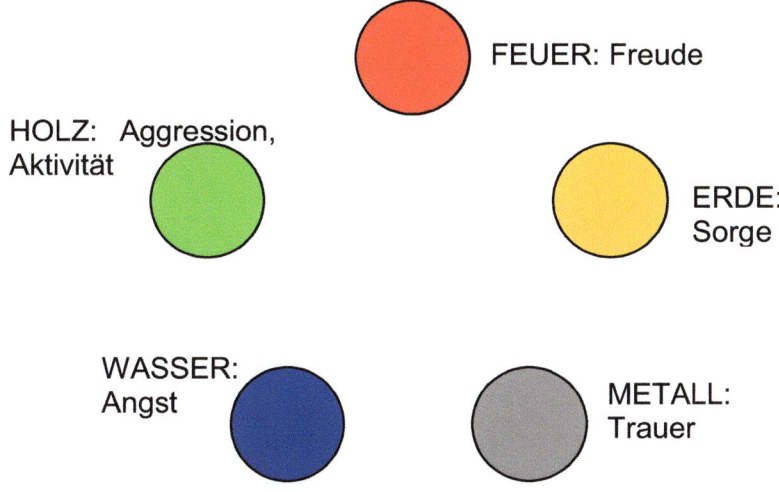

Abbildung 22: „Innere Faktoren" bzw. Emotionen und „Elemente"

Holz zugeordnet sind Emotionen wie Aggression Zorn und Wut. Aktivität und Bewegung gehören ebenfalls zum Holz.

Feuer zeigt die Emotion Freude an.

Erde: die zugehörige Emotion ist Sorge. Wenn sich jemand lange zu viel sorgt, kann die Milz geschädigt werden.

Metall zugeordnet ist die Trauer.

Wasser: die Emotion Angst gehört zum Wasser.

Die „Inneren Faktoren" oder Emotionen hängen in diesem Fünf-„Elemente"-Muster ebenfalls zusammen, wie wir im Folgenden sehen können.

Schwächung Sohn-Mutter: Zorn und Aggression schwächen die Angst. Angst schwächt Trauer, Trauer schwächt Sorgen und Sorge und Grübeln schwächen die Freude. Die Freude wiederum schwächt Zorn und Aggression.

Mutter-Sohn-Regel: Aktivität verstärkt Freude, Hektik und Manie führen zur Sorge. Sorge verstärkt die Trauer, was z.B. bei Existenzsorgen nach einem Trauerfall sein kann. Trauer verstärkt Angst und Angst ist die Mutter der Aggression.

Überwältigungszyklus: Aggression überwindet Sorge, Freude überwindet Trauer und Sorge überwindet Angst. Trauer zerstört Aggression und Aktivität und Angst tötet die Freude.

Zusammenfassung 4:

Die Fünf Wandlungsphasen: Im alten China gab es neben der Philosophie von *Yin* und *Yang* noch ein anderes System, mit dem man alle Vorgänge im Universum beschreiben konnte, nämlich das System der „Fünf Wandlungsphasen" (Elemente), bestehend aus den „Elementen" Holz, Feuer, Erde, Metall und Wasser. Dieses System ist auch in die Medizin eingeflossen. Man kann damit viele Prozesse im Körper beschreiben und verstehen.

Die Qualitäten der „Fünf Wandlungsphasen" geben für Diagnose und Behandlung eine gewisse Hilfestellung.

Die Zyklen der „Fünf Wandlungsphasen" sind Beobachtungen des Zusammenwirkens kosmischer Energien in der Natur. haben sehr früh im alten China zur Beschreibung der Beziehungen als Zyklen geführt. Im Einzelnen sind es: Hervorbringungs-(Ernährungs-)Zyklus, Kontroll-Zyklus, Überwältigungs-Zyklus, Widerstands-Zyklus, Mutter-Sohn-Zyklus. *Zang-Fu*-Organe, Körperschichten, Geschmacksrichtungen und die „Innere Faktoren" – Emotionen können im Elemente-System zugeordnet werden.

5 *Zang-Fu*-Funktionskreise

Wie im Kap. 1.2 erläutert, ist das analoge Denken wesentlich in der TCM. Gerade für das Verständnis der *Zang-Fu*-Lehre ist die Art des Denkens in Entsprechungen sehr wichtig. Die im menschlichen Körper ablaufenden Prozesse entsprechen jenen, die in der Natur zu beobachten sind. Nach dem alten chinesischen Feudalsystem würden die einzelnen Organe hierarchisch zueinander in Verbindung stehen.

Unter *Zang-Fu* versteht man einerseits die Organe bzw. die Organpaare und andererseits den „Funktionskreis", an dem das zugehörige Organ hängt. Der gesamte Meridian (=Funktionskreis) mitsamt seiner Beziehung zu einem Sinnesorgan, bzw. „Öffner" einer bestimmten Schicht der Körperoberfläche, einem Klimafaktor, auf den es besonders reagiert, einem Geschmack und einer Emotion gehören zum *Zang-Fu*.

Um dies zu erläutern, sehen wir uns als nächstes den *Zang-Fu*-Funktionskreis für Holz an. Zu diesem Funktionskreis gehören das *Zang*-Organ Leber *(Yin)*, das *Fu*-Organ Gallenblase *(Yang)*. Zugehöriges Sinnesorgan sind die Augen mit der Funktion Sehen, als Körperschicht die Sehnen, der Klimafaktor ist der Wind, der Geschmack sauer und die Emotionen sind Wut, Zorn und Aggression.

Zum *Zang-Fu*-Funktionskreis für Feuer gehören das *Zang*-Organ Herz *(Yin)* und das *Fu*-Organ Dünndarm *(Yang)*, sowie der „Öffner" Zunge, die Körperschicht Subkutis mit Gefäß-Nerven-Bündeln. Der zugehörige Klimafaktor ist die Hitze, der Geschmack bitter und die Emotionen Freude und Manie.

Dem *Zang-Fu*-Funktionskreis für Erde zugehörig sind die *Zang*-Organe Milz und Pankreas *(Yin)* und das *Fu*-Organ Magen *(Yang)*, sowie der „Öffner" Mund mit den Lippen, die Körperschicht Bindegewebe mit Muskulatur. Der zugehörige Klimafaktor ist die Feuchtigkeit, der Geschmack süß und die Emotionen Sorge und das Grübeln.

Der *Zang-Fu*-Funktionskreis für Metall besteht aus dem *Zang*-Organ Lunge *(Yin)* und dem *Fu*-Organ Dickdarm *(Yang)*, sowie dem „Öffner" Nase und dem Respirationstrakt, die Körperschicht Haut mit Anhangsgebilden und Körperhaar. Der zugehörige Klimafaktor ist die Trockenheit, der Geschmack scharf und die Emotionen Trauer und Melancholie.

Zum *Zang-Fu*-Funktionskreis für Wasser gehören das *Zang*-Organ Niere *(Yin)* und dem *Fu*-Organ Blase *(Yang)*, sowie der „Öffner" Ohr bzw. das Hören, die Körperschicht Knochen, Zähne und das Kopfhaar. Der zugehörige Klimafaktor ist die Kälte, der Geschmack salzig und die Emotionen Angst und Schreck.

Genaues Beobachten was in den einzelnen Funktionskreisen „aus dem Gleichgewicht" sein könnte, erlaubt Rückschlüsse auf den inneren Zustand der jeweiligen Organe und ihre Beziehungen zueinander. Die Diagnose stützt sich dabei auf Befragen, Beobachten, Fühlen, Tasten und Riechen. Die daraus gewonnenen Erkenntnisse ergeben Hinweise auf die Behandlungsmethode.

5.1 Speicher-*Zang*-Organe

Das chinesische Schriftzeichen setzt sich aus den Begriffen „Fleisch" und „speichern" zusammen.

Die fünf Speicherorgane - man kann sie nach unseren westlichen Vorstellungen auch teilweise als parenchymatöse Organe bezeichnen – sind Leber, Herz, Lunge, Milz/Pankreas und Niere. Das Perikard als sechstes gehört sehr eng zum Herzen. Die Aufgabe der *Zang*-Organe mit ihrem *Yin*-Aspekt ist das Speichern von Essenzen und Blut. Sie werden auch als „Bewahrer" verzeichnet.

Die *Zang*-Organe sind mit einem jeweiligen *Fu*-Organ derselben Wandlungsphase im Sinne von *Yin* und *Yang* eng miteinander verbunden.

5.2 Hohl-*Fu*-Organe

Das chinesische Schriftzeichen steht für die Begriffe „Fleisch" und „Regierungspalast".

Die sechs Hohlorgane, auch als „Sammler" bezeichnet, sind Gallenblase, Dünndarm, Magen, Dickdarm, Harnblase und der Dreifache Erwärmer-*San Jiao* (er ist ein Konzept, aber kein Organ in dem Sinn). Die *Fu*-Organe werden fortwährend gefüllt und entleert, transportieren und transformieren Nahrung und Flüssigkeiten. Sie gehören zum *Yang*-Aspekt des Körpers.

5.3 Außerordentliche *Fu*-Organe

Die TCM kennt darüber hinaus noch weitere sechs „Organe", nämlich Uterus, Gehirn, Knochen, Marksubstanz, Blutgefäße und Gallenblase. Sie haben deshalb eine Sonderstellung, da sie hohl sind (*Yang*), aber Essenzen speichern können (*Yin*).

Die folgende Tabelle zeigt die Zuordnung der *Zang*-Organe und der *Fu*-Organe zu den Fünf Wandlungsphasen. Das Element Feuer kommt zweimal vor, und zwar einmal als Herz und Perikard (auch Herz/Kreislauf/Sexus bezeichnet) als *Yin* und andererseits als Dünndarm und Dreifacher Erwärmer *(San Jiao)* mit *Yang*-Qualität.

„Element"	*Yin*-Meridian	*Yang*-Meridian
Zang-Fu	*Zang*-Organ	*Fu*-Organ
Holz	Leber - *Gan*	Gallenblase - *Dan*
Feuer	Herz - *Xin*	Dünndarm - *Xiao Chang*
Erde	Milz/Pankreas - *Pi*	Magen - *Wei*
Metall	Lunge - *Fei*	Dickdarm - *Da Chang*
Wasser	Niere - *Shen*	Blase - *Pang Guang*
Feuer	Perikard - *Xin Bao*	3-Erwärmer - *San Jiao*

5.4 Die *Zang Fu* - Organe im Einzelnen

Die *Zang-Fu*-Organe hängen am jeweiligen Funktionskreis bzw. Meridian. Diese Organe und deren Funktionen sehen wir uns nun im Einzelnen genauer an.

5.4.1 *Zang*-Organ Leber - *Gan*

Die Leber reguliert den *Qi*-Fluss im Körper und sorgt dafür, dass das *Qi* und die Emotionen ungehindert und frei fließen können. Seine natürliche Bewegungstendenz ist aufsteigend, ausbreitend und zirkulierend. Das Leber-*Qi* kontrolliert den *Qi*-Fluss der anderen Organe und bewirkt eine ungehinderte Bewegung der Substanzen im ganzen Körper. Im alten chinesischen Feudalsystem würde die Leber dem obersten Feldherrn entsprechen, der die strategische Planung meistert.

Eine Disharmonie des freien Flusses des Leber-*Qi* kann zu Stauungen und Blockaden führen.

Als *Zang*-Organ speichert die Leber das Blut-*Xue* und reguliert das im Körper zirkulierende Blut. Im Ruhezustand fließt das Blut zurück in die Leber und regeneriert sich dort. In China sagte man mir, dass sich das Blut-*Xue* in der Nacht in die Leber zur Ruhe begibt. Bei körperlicher Aktivität verlässt es wieder seine Ruhestätte.

Ist die Leber gesund, sorgt sie für eine gute Sensibilität und Kraft in den Extremitäten. Im anderen Fall, z.B. bei Leber-Blut-Mangel, können sich Taubheitsgefühle, körperliche Schwäche und Koordinationsstörungen zeigen.

Die Leber beherbergt die Wanderseele-*Hun*. Sie entspricht jener Seele, die nach unserem Tod den Körper verlässt. *Hun* beherrscht unsere Emotionen und sorgt für Durchsetzungskraft und Lebensplanung.

Wenn wir unsere Wut und Ärger unterdrücken, kann es zu Störungen des freien Leber-*Qi*-Flusses und Blockaden auf körperlicher und seelischer Ebene kommen, was im fortgeschrittenen Stadium zu Symptomen von Leber-Wind und Leber-Feuer führen kann.

Bei Menschen, die zu Leber-Fülle neigen, kann Wind als pathogener Klimafaktor zu Blockaden des *Qi*-Flusses und in der Folge zu Kopfschmerzen oder einem steifen Nacken führen.

5.4.2 *Fu*-Organ Gallenblase - *Dan*

Die Gallenblase ist für die Speicherung und Sekretion von Gallenflüssigkeit zuständig. Diese wiederum unterstützt die Verdauung. Auf der seelischen Ebene fördert sie Mut und Initiative und sorgt für einen „inneren Lebensplan". Bei einer starken Gallenenergie können Entscheidungen getroffen werden, eine schwache führt zu Entscheidungsschwäche, Mutlosigkeit und Frustration. Im alten chinesischen Feudalsystem entspräche sie dem Feldherrn.

Leber und Gallenblase sind eng miteinander gekoppelt. Ein harmonischer Fluss des Leber-*Qi* und eine ungehinderte Gallensekretion hängen zusammen. Betrachten wir die psychische Ebene, so benötigt die Leber für ihre strategische Planung, wie der Lebensplanung, die Entschlossenheit und Entscheidungsfähigkeit der Gallenblase.

5.4.3 *Zang*-Organ Herz - *Xin*

Das Herz regiert das Blut-*Xue* und die Blutgefäße und es reguliert die Blutzirkulation im Körper. Der Herzschlag und die Schlagfrequenz sind abhängig vom Herz-*Qi*. Im alten chinesischen Feudalsystem entspräche das Herz dem obersten Herrscher bzw. dem Kaiser, der weise regiert und die Richtung vorgibt.

Das Herz ist der Sitz des Geistes-*Shen* und somit auch der „Sitz des Bewusstseins". Dafür braucht es genügend Herz-Blut und Herz-*Yin*. Ein kräftiges Herz und ausreichend Blut sind die Voraussetzungen für normale geistige Aktivitäten und ein gutes Gedächtnis.

Fühlt sich der Geist-*Shen* im Herzen, aufgrund von Störungen, nicht mehr „zu Hause", kann es zu Merk- und Konzentrationsstörungen kommen. Selbst Verwirrung und Bewusstseinsverlust tauchen in manchen Fällen auf. Unruhe, Schlafstörungen, übermäßiges Träumen und ungewöhnliche Schläfrigkeit sind weitere Zeichen.

Ungehindertes freies Fließen des Herz-*Qi* ist die Grundlage dafür, dass das Blut gleichmäßig und ruhig durch den Körper fließen kann. Dies zeigt sich durch eine gesunde, rosige Gesichtsfarbe und einer gesunden, rötlichen Zungenfarbe mit einem feuchten Zungenbelag. Sie ist dabei frei beweglich. Die Zunge steht mit dem Herzen in enger Verbindung. Sprache, Ausdrucksweise und auch Sprachstörungen geben uns Hinweise auf den Zustand des Herzens. Schweiß als Sekretion gibt darüber ebenfalls Informationen. Herz-*Qi*-Mangel äußert sich als Spontanschweiß und bei Herz-*Yin*-Mangel ist Nachtschweiß ein Indikator.

Freude als positives Lebensgefühl regt den *Qi*-Fluss des Herzens an. Ein Zuviel an Freude kann wieder schädigend wirken, wie z.B. Distress, übermäßige Erregung, hektischer Lebenswandel und plötzliche Ereignisse wie ein emotionaler Schock können das Herz schädigen. Unruhezustände, Schlaflosigkeit bis hin zu Herzbeschwerden sind die Folgen.

5.4.4 *Fu*-Organ Dünndarm - *Xiao Chang*

Der Dünndarm übernimmt den vorverdauten Nahrungsbrei vom Magen und trennt Reines von Trübem. Diese Trennung ist auch auf der psychischen Ebene zu sehen. Ist das Dünndarm-*Qi* gesund und gut ausgeprägt, gibt es Klarheit im Denken, sorgt für eine gute Unterscheidungskraft und ein gesundes Urteilsvermögen.

5.4.5 *Zang*-Organ Milz - *Pi*

Die Milz nimmt die Nahrung auf, verarbeitet sie und verteilt sie im Körper. Sie ist verantwortlich für die materiellen Grundlagen des Körpers und des nachgeburtlichen *Qi*. Die Nahrung wird gemeinsam mit dem Magen aufgenommen und von der Milz getrennt nach Brauchbarem und Unbrauchbarem. Die brauchbaren Anteile, in dem Fall die Nahrungsessenz, werden in Nahrungs-*Gu-Qi* umgewandelt. Das wiederum stellt die Quelle für *Qi* und Blut-*Xue* dar. Die unbrauchbaren Anteile werden zum Darm weitergeleitet. Im alten chinesischen Feudalsystem entspräche die Milz dem Proviantmeister oder dem Minister für Wirtschaft und Ernährung.

Bei einer gesunden Milzfunktion findet eine harmonische Umwandlung und Bewegung der Flüssigkeiten statt und so wird der Körper ausreichend mit *Qi,* Blut-*Xue* und Körperflüssigkeiten versorgt. Ein kräftiges Milz-*Qi* zeigt sich in warmen Extremitäten, einem guten Tastsinn, guter und rascher Wundheilung. Es bilden sich keine Ödeme. Bei einer geschwächten Milzfunktion kommt es zu Ansammlungen von Feuchtigkeit, Nässe und Schleim und zusätzlich zu einem Mangel von *Qi* und Blut-*Xue*.

Wie Erde oder Steine das Wasser im Flussbett halten, hält die Milz das Blut-*Xue* in den Blutgefäßen. Ist die Milz schwach und es kommt zum Milz-*Qi*-Mangel, d.h. die Milz ist nicht mehr in der Lage, das Blut-*Xue* in seinen Bahnen zu halten, kommt es zu Blutungen aus den Gefäßen. Dies kann sich z.B. in Zahnfleischbluten oder Blutbeimengungen in Körpersekreten wie Hämaturie zeigen.

Die Milz sorgt durch ihre hebende Wirkung durch die Kontrolle des aufsteigenden *Qi* dafür, dass die Organe an ihrem Platz gehalten werden. Wenn das Milz-*Qi* oder das Milz-*Yang* im Mangelzustand sind, kann es zu Organsenkungen kommen, aber auch zu Muskelschwäche bis hin zur Atrophie. Ist die Milz gesund, dann kann sie die Muskulatur, das Bindegewebe und Fettgewebe ernähren und so den Körper kräftigen.

„Die Milz mag´s trocken" habe ich in China gelernt. Feuchtigkeit, auch als pathogener Klimafaktor beeinträchtigt die Milz. Wird das Milz-*Qi* dadurch gelähmt, kommt es zu Funktionsstörungen wie Ödeme, Diarrhö, Schleimansammlungen und Müdigkeit.

Mund und Lippen gehören als „Öffner" zum Funktionskreis Milz, der Geschmackssinn ist bei einer gesunden Milz intakt. Bei Störungen der Milzfunktion kommt es zu Rötungen, Blässe, Rissen, Mundwinkelrhagaden und herpes labialis. Der Speichel ist in Hinblick auf Menge, Konsistenz und Zeitpunkt der Produktion von der Milz abhängig.

Denken-*Yi* wird von der Milz beherrscht, aber auch vom Herzen beeinflusst. Zum Denken gehören insbesondere das analytische Denken, Lernen, Studieren, Konzentration und Vorstellungskraft. Kommt es bei diesen Faktoren zur Übertreibung, kann die Milz geschädigt werden. Denken im Sinne von meditieren, reflektieren wird *Si* bezeichnet. Sich sorgen, grübeln und nachdenklich sein gehören dazu. Ein Zuviel dieser Faktoren kann zu Depression in unserem westlichen Sinn führen.

5.4.6 *Fu*-Organ Magen - *Wei*

Der Magen nimmt Nahrung und Getränke auf und wandelt diese durch Fermentieren und Reifen in Nahrungsessenz um und gibt sie zur Weiterverwertung an Milz und Dünndarm weiter. Die Bewegungsrichtung dabei ist abwärts. Für diese Aufgaben benötigt der Magen viel Flüssigkeit und reagiert daher sehr empfindlich auf Trockenheit. Bei Magenstörungen zeigen sich z.B. Übelkeit, Aufstoßen, Reflux und Erbrechen; sämtlich Anzeichen für eine Richtungsumkehr des Magen-*Qi*.

Milz und Magen sind der *Yin*- und *Yang*-Aspekt der Wandlungsphase Erde. In der Bewältigung ihrer Aufgaben sind sie miteinander verbunden. Die Milz mag's trocken, der Magen braucht die Feuchtigkeit. Das Milz-*Qi* steigt auf, das Magen-*Qi* steigt ab. Liegt eine Störung vor, können sich diese natürlichen Bewegungen umkehren, man spricht dann von „rebellierendem" *Qi*.

Eine schwache Milz führt bei Milz-*Qi*-Mangel zu Diarrhö, sinkendes Milz-*Qi* zu Organsenkungen. Ein geschwächter Magen ermöglicht aufsteigendes Magen-*Qi*. Er neigt zu *Yin*-Mangel und zur Magenhitze.

5.4.7 *Zang*-Organ Lunge - *Fei*

In der TCM sind bei der Bezeichnung Lunge als Organ beide Lungenflügel gemeint. Durch Ein- und Ausatmung steht die Lunge als inneres Organ ständig im Kontakt zu unserer Außenwelt. An der Körperoberfläche ist es die Haut, die mit unserer Umwelt in Verbindung steht. In diesem Sinne kontrolliert die Lunge die Körperoberfläche.

Sie ist verantwortlich für einen Großteil der Ausscheidungen, also die Abgabe von Stoffen an die Umwelt. Desweiteren ist sie verantwortlich für das *Wei-Qi,* jenes Abwehr-*Qi*, das unter der Haut – also im Oberflächenbereich – für die Abwehr von außen eindringender pathogener Faktoren sorgt. In unserem Sprachgebrauch wäre es die Immunabwehr. Im alten chinesischen Feudalsystem entspräche sie dem Verwaltungsminister.

Die Lunge nimmt beim Einatmen reines Himmels-*Qi* (im Idealfall, wenn die Luft von guter Qualität ist) auf und gibt unreines *Qi*, also verbrauchte Luft, beim Ausatmen an die Umgebung ab. Im Körper verbindet sich das eingeatmete, reine *Qi* mit dem Nahrungs-*Gu-Qi*, das von der Milz kommt, zum *Zong-Qi*. So gesehen dominiert die Lunge das *Qi* und ist für dessen Verteilung im ganzen Körper zuständig. Die Lunge sorgt dafür, dass *Qi* und Körperflüssigkeiten nach unten abgeführt werden, was auch auf die besondere Beziehung der Lunge zur Niere zeigt.

Die von der Milz kommenden reinen Anteile der Körperflüssigkeiten werden von der Lunge verdampft und im ganzen Körper verteilt. Die unreinen Flüssigkeiten werden von der Lunge zur Niere hinunter geleitet und von dort über die Blase ausgeschieden und an die Umwelt abgegeben. Störungen in diesem System können sich durch Ödembildung und Atemprobleme zeigen. Störungen der oberen Luftwege zeigen sich durch Sekretstau in der Nase und den Nasennebenhöhlen, Rhinitis und Halsentzündungen.

Nase und Nebenhöhlen sowie der Kehlkopf gehören zum „Öffner" der Lunge im Funktionskreis. Ein Lungen-*Qi*-Mangel äußert sich durch eine schwache und leise Stimme. Ist das Lungen-*Qi* gesund, erkennt man das an einer klaren Stimme mit guter Stimmbandfunktion und einem sensiblen Geruchssinn.

Das zum Funktionskreis Lunge gehörende Körpergewebe ist die Haut mit ihren Gebilden wie Schweißdrüsen und Körperbehaarung. Fließt das Lungen-*Qi* frei und harmonisch, so zeigt sich die Haut rosig, glatt und widerstandsfähig.

In der Lunge ist die Körperseele-*Po* zuhause. Diese beherrscht den Instinkt und ist für die vegetativen und autonomen Reaktionen verantwortlich. Wenn die zugehörigen Emotionen Trauer und Traurigkeit zu stark werden, ist eine Blockade des Lungen-*Qi* die Folge, was zu Atembeschwerden bis hin zu Erkrankungen der Lunge führen kann.

Trockenheit mag die Lunge nicht, ebenso wenig wie Wind, Kälte und Hitze. Durch Trockenheit wird die Lunge anfälliger für äußere pathogene Faktoren.

5.4.8 *Fu*-Organ Dickdarm - *Da Chang*

Der Dünndarm schickt das Trübe in seinen festen und flüssigen Bestandteilen zum Dickdarm, der es als Stuhl ausscheidet.

Sowohl die Lunge als auch der Dickdarm sind Ausscheidungsorgane. Die Lunge gibt verbrauchte Luft ab und der Dickdarm scheidet Stuhl aus, unterstützt vom absteigenden Lungen-*Qi*. Störungen im System Lunge – Dickdarm können sich als Atemprobleme oder Obstipation zeigen.

5.4.9 *Zang*-Organ Niere - *Shen*

In der TCM spricht man von der Niere, obwohl es ein Organpaar ist. Sie speichert die vorgeburtliche Essenz-*Jing* und ist somit die Grundlage für die Entstehung und Reifung von Eizellen und Spermien. So gesehen ist sie die Wurzel des Lebens und dominiert die Prozesse der Entwicklung, des Reifens, der Reproduktion und des Alterns.

Die Niere nimmt das von der Lunge kommende *Qi* auf und hält es fest. Damit verbunden ist ein gleichmäßiges Atmen. Im Falle einer Störung kann die Niere das *Qi* nicht festhalten, es steigt wieder nach oben und es kommt zu Atembeschwerden.

Die Niere herrscht über die Herstellung und Bewegung der Körperflüssigkeiten. Sie sammelt Flüssigkeiten aus Darm, Lunge und Milz und schickt klare Flüssigkeiten in Dampfform zur Lunge. Trübe Flüssigkeiten werden an die Blase zur Ausscheidung geleitet. Der Urin gibt Informationen über den Zustand der Nieren durch Farbe, Geruch, Menge und Häufigkeit der Ausscheidung.

Selbst über tiefste Körperschichten, Knochen, Wirbelsäule, Zähne, Mark und Kopfhaar, herrscht die Niere. Einen Nieren-Mangel erkennen wir z.B. an Erkrankungen des Gebisses, am Skelettsystem und an neurologischen Störungen. Dünnes, sprödes Haar, frühzeitiges Ergrauen und Haarausfall sind weitere Zeichen. Die Ohren sind der „Öffner" im Funktionskreis Niere. Krankheiten der Ohren einschließlich Gleichgewichtsprobleme zeigen sich bei Nieren- Schwäche.

Die Niere regiert über die Willenskraft, insbesondere das Durchhaltevermögen. Körperliche Überarbeitung schwächt eher das Nieren-*Yang*, geistige Überarbeitung eher das Nieren-*Yin*. Die unteren Körperöffnungen werden von der Niere kontrolliert, also die Entleerungen über Blase und Darm, aber auch der Samenerguss beim Mann. Angst und Furcht sind die Emotionen, die zum Funktionskreis Niere gehören. Diese zeigen sich besonders bei einer Nierenschwäche, sowie mangelndes Selbstvertrauen.

Als pathogener Klimafaktor gehört die Kälte zur Niere. Auch die Trockenheit ist zu berücksichtigen, da sie Körperflüssigkeiten verbraucht. Der Winter ist die Zeit, die bei uns für die Nieren sehr belastend ist. Jeden Winter erlebe ich eine Anhäufung von Patienten mit Kreuzschmerzen.

5.4.10 *Fu*-Organ Blase - *Pang Guang*

Die Blase übernimmt die trüben Flüssigkeiten von Niere und Dünndarm und scheidet sie in der Folge als Urin aus. Dazu benötigt die Blase die Unterstützung durch das Nieren-*Yang*. Somit kann die Blase als *Yang*-Aspekt der Niere gesehen werden.

5.4.11 *Zang*-Organ Perikard - *Xin Bao*

Als Herzbeutel ist er äußere Schicht des Herzens und schützt es vor pathogenen Einflüssen. Von den Funktionen her betrachtet ist das Perikard kaum vom Herzen zu unterscheiden.

5.4.12 *Fu*-Organ 3 Erwärmer - *San Jiao*

Der Dreifache Erwärmer ist keine Organstruktur, sondern ein Konzept, das für verschiedene Funktionen in den drei Regionen des Körpers, nämlich oben, in der Mitte und unten zuständig ist, aber auch das Zusammenwirken dieser drei Bereiche koordiniert. Im alten chinesischen Feudalsystem entspräche er dem Beamten für Bewässerung und für die Kontrolle der Wasserwege.

Der Dreifache Erwärmer sorgt für die Aufnahme, den Transport und die Umwandlung von Körperflüssigkeiten. Abfälle scheidet er aus. Seine Koordinationsfunktionen beziehen sich auf den Stoffwechsel und die Bewegung von Körperflüssigkeiten und *Qi*.

Der obere Teil geht bis zum Zwerchfell mit den Organen Herz und Lunge. Um den ganzen Körper zu befeuchten, verteilt er die Flüssigkeiten in feiner Dampfform. Unter dem Zwerchfell bis zum Nabel liegt der mittlere Teil mit den darin befindlichen Organen Magen und Milz. Er nimmt Nahrung auf, transformiert sie und verteilt sie im ganzen Körper. Unterhalb des Nabels liegt der untere Teil mit seinen Organen Dünndarm, Dickdarm, Blase und Niere. In manchen Betrachtungen ist hier die Leber dabei. Er ist vergleichbar mit einer Kläranlage, da er Klares von Unklarem bzw. Nutzbares von Unbrauchbarem trennt und über Blase und Dickdarm ausscheidet.

Als „Straße des *Yuan-Qi*" ermöglicht er dem Ursprungs-*Yuan-Qi* die Organe und über die *Yuan-Qi*-Punkte die Meridiane zu erreichen.

Zusammenfassung 5:

Für das Verständnis der *Zang-Fu*-Lehre ist das analoge Denken in Entsprechungen sehr wichtig. Die im menschlichen Körper ablaufenden Prozesse entsprechen jenen, die in der Natur zu beobachten sind. Unter *Zang-Fu* versteht man nicht nur die Organe, sondern auch den „Funktionskreis", an dem das zugehörige Organ hängt, aber auch der gesamte Meridian (=Funktionskreis) mitsamt einer Beziehung zu einem Sinnesorgan bzw. „Öffner", einer bestimmten Schicht der Körperoberfläche, einem Klimafaktor, einem Geschmack und einer Emotion.

Rückschlüsse auf den inneren Zustand der jeweiligen Organe und ihrer Beziehung zueinander bietet die Sicht auf das Gleichgewicht der „Elemente" Holz, Feuer, Erde, Metall und Wasser.

6 Das Leitbahnsystem

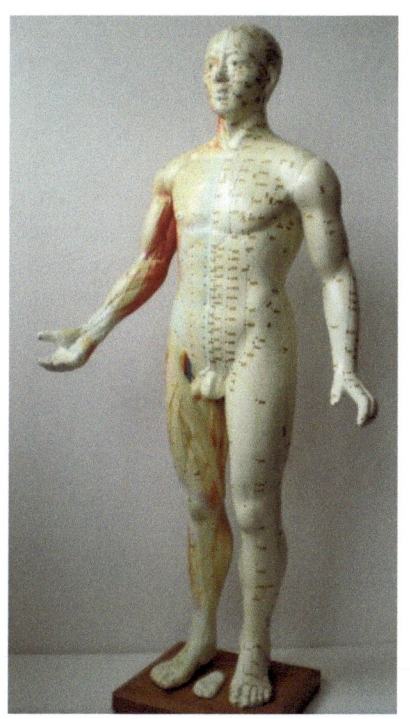
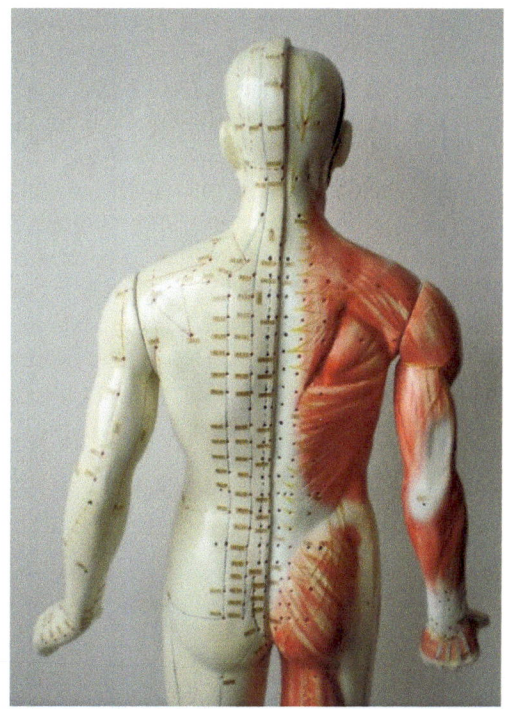

Abbildung 23: Akupunkturpuppe mit Meridianen und Akupunkturpunkten von vorne und von hinten.

Das System der Meridiane, auch Leitbahnen bezeichnet, nennt man im Chinesischen *Jing Luo* (durchgehen, Netz). Es besteht aus Kanälen, die auch als Gefäße bezeichnet werden, in denen das *Qi* im Körper befördert wird. Es ist ein Netzwerk, das alle Organe, ebenso wie das Äußere des Körpers mit dem Inneren verbindet. Es besteht aus 12 Hauptleitbahnen und mehreren außerordentlichen Gefäßen.

Meridiane und Organe sind eng miteinander verbunden: Störungen des verbundenen Organs bewirken Störungen der entsprechenden Leitbahn, Störungen innerhalb der Leitbahn führen zu Störungen entlang dieser Leitbahn.

Das Leitbahnsystem

Dieses System von Leitbahnen = Meridianen bzw. Gefäßen ist einerseits Teil des gewachsenen Erfahrungswissens und andererseits ein theoretisches Modell. Die Vorstellung ist, dass in den Meridianen die nichtmaterielle Lebensenergie *Qi* zusammen mit dem materiellen Teil *Xue* – Blut als materieller Anteil des *Qi* – fließt. Auch die Körperflüssigkeiten-*Jin-Ye* fließen mit. Blut-*Xue* ist daher nicht deckungsgleich mit unserem Begriff Blut.

Die Meridiane sind also mehr als eine Blutbahn in unserer westlichen Medizin. Ein Meridian ist nicht sichtbar, sondern eine Vielheit von materiellen/immateriellen Substanzen, die zusammenhängen und sich bewegen. So ein Meridian hat je nach Lage im Körper eine bestimmte Breite, Dicke und Tiefe des Fließens. Ein Meridian ist als solcher nicht sichtbar, auch nicht chirurgisch. Mit unserer Denkweise könnte man es noch am ehesten als Gesamtheit verschiedener Körpersysteme sehen, wie z.B. Blutgefäße, Lymphbahnen, Nervenbahnen.

Zwischen Blockade und Schmerzen besteht ein Zusammenhang, der gerade an den Meridianen, aber auch an den Organen erkennbar ist.

> Bu tong ze tong, tong ze bu tong. (不通這痛, 痛則不通);
>
> aus dem Huang Di Nei Jing,

Übersetzt sich in etwa so: wenn es keinen freien Fluss gibt, ist Schmerz; wenn freier Fluss ist, gibt es keinen Schmerz. Dieser Spruch ist eine wichtige Grundlage in der TCM-Theorie.

Die Blockaden im Körper erzeugen Schmerzen. Die Therapie zielt darauf ab, den blockierten Bereich wieder in Fluss zu bringen und damit den Schmerz zu verringern oder aufzulösen. Das kann mit Akupunktur, Kräuterheilkunde, usw. erfolgen.

6.1 Meridiane und die „5 Elemente"

Blut und Qi zirkulieren gemeinsam in den Meridianen nach einer bestimmten Ordnung.

Das Leitbahnsystem

Die folgende Darstellung zeigt den Kreislauf von *Qi* und Blut – *Xue* durch die 12 Hauptmeridiane während eines 24-Stunden Tages. Dabei ist das *Qi*-Maximum etwa 2 Stunden im jeweiligen *Yin*- oder *Yang*-Meridian. Die Paare auf der *Yin*-Seite werden für Lunge-Milz/Pankreas als *Tai Yin* bezeichnet, für Herz-Niere *Shao Yin* und für Perikard/KS-Leber *Jue Yin*. Die Paare auf der *Yang*-Seite werden für Dickdarm-Magen *Yang Ming* bezeichnet, für Dünndarm-Blase *Tai Yang* und für 3 Erwärmer-Gallenblase *Shao Yang*.

Beginnen wir mit dem *Qi*-Fluss im Leber-Meridian von 1 Uhr bis 3 Uhr nachts. Das *Qi* fließt dann vom *Yin*-Meridian Leber zum *Yin*-Meridian Lunge, wo sich sein Maximum von 3 Uhr bis 5 Uhr befindet. Dann fließt es um 5 Uhr weiter zum *Yang*-Meridian Dickdarm Um 7 Uhr früh ist es dann bis 9 Uhr im Magen-Meridian, um dann von 9 Uhr bis 11 Uhr sein Maximum im Milz/Pankreas-Meridian zu haben. Um 11 Uhr geht es dann zum Herz-Meridian weiter bis 13 Uhr. Und so setzt sich der *Qi*-Fluss über den ganzen Tag weiter fort. Siehe hierzu auch Abbildung 31: Qi wandert in 24 Stunden durch den Körper und die Meridiane.

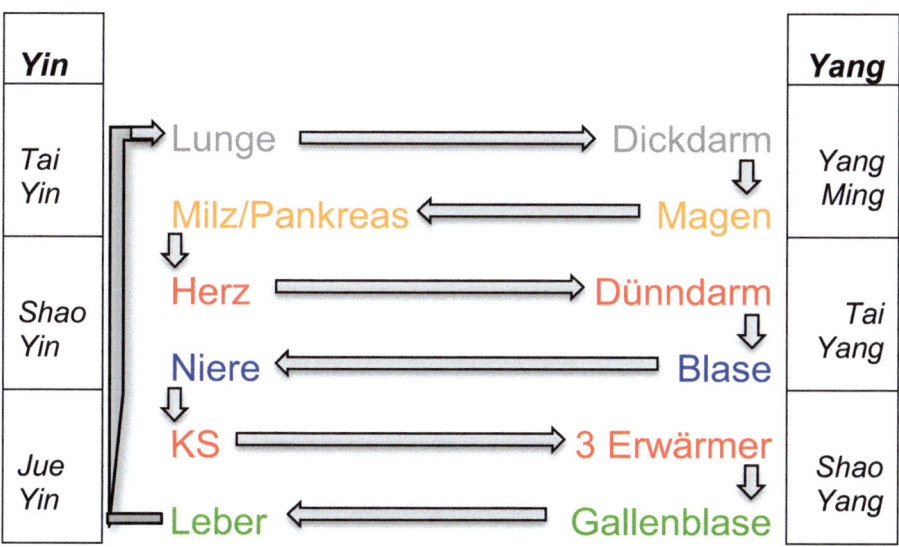

Abbildung 23: die 12 Hauptmeridiane und der Fluss von Qi

Das Leitbahnsystem

Die beiden Außerordentlichen Gefäße sind die Steuerungsleitbahn oder das Lenkergefäß – *Du Mai* und die Aufnehmende Leitbahn oder auch Konzeptionsgefäß – *Ren Mai*. Diese beiden Gefäße gehören zu den acht außerordentlichen Gefäßen und unterliegen nicht den Gesetzmäßigkeiten der *Zang-Fu*-Organe. Ihr System wird weiter hinten in diesem Buch beschrieben.

In der folgenden kurzen Beschreibung der Meridiane und einiger Akupunkturpunkte habe ich mich der Einfachheit halber auf die oberflächlichen Meridianverläufe und die Lage der Anfangs-, Mittel- und Endpunkte konzentriert.

6.1.1 Meridiane des METALL-Elements Lunge - Dickdarm

Diese beiden Meridiane gehören zur Wandlungsphase Metall. Die Energien von Lunge und Dickdarm garantieren ständige Bewegung. Der Lungen-Meridian ist der *Yin*-Aspekt der beiden. Er stellt die Verbindung zum kosmischen *Qi* her. Wie weiter oben bereits erwähnt, regiert die Lunge das *Qi* und kontrolliert die Oberfläche des Körpers. Die Lunge entspräche im alten chinesischen Feudalsystem dem Minister, der die rhythmische Ordnung verwaltet. Der Dickdarm stellt den *Yang*-Aspekt der beiden dar. Er ist zuständig für die Ausscheidung des Verbrauchten. Neues kann nur entstehen, wenn altes geht.

An der Oberfläche verläuft der Lungenmeridian an beiden Armen an der Innenseite, beginnend beim Punkt Lu 1 *(Zhongfu)* am unteren Schlüsselbeinende, nahe dem Schultergelenk. Der Punkt liegt im 1. Intercostalraum, 6 Cun (~6 Daumenbreiten) lateral der Mittellinie (Schlüsselbeinmitte – Brustwarze). Er ist zugleich auch der Alarm-*Mu*-Punkt der Lunge. Der Lungen-Meridian läuft dann weiter über den Punkt Lu 5 *(Chize)*, ein Meer – *(He-)* – Punkt in der Ellenbogenfalte, radial der Bizepssehne bei leicht angewinkeltem Ellbogen, und endet mit dem Punkt Lu 11 *(Shaoshang)*, ein Brunnen – *Jing* – Punkt, knapp neben dem radialen Nagelfalzwinkel des Daumens.

Der Dickdarm-Meridian beginnt am Punkt Di 1 *(Shangyang)*, ein Brunnen – *Jing* – Punkt am radialen Nagelfalzwinkel des Zeigefingers. Er verläuft am Außenarm über den Punkt Di 11 *(Quchi)*, ein Meer – *He* – Punkt am Ende der lateralen Ellenbogenfalte bei 90° angewinkeltem Ellbogen. Von dort verläuft er weiter über den höchsten Punkt der Schulter, dann über Hals und Wange. Seinen Endpunkt hat der Meridian mit Di 20 *(Yingxiang)* unter dem Nasenflügel der kontralateralen Seite.

6.1.2 Meridiane des ERDE-Elements Magen - Milz/Pankreas

Die Funktionen und Aufgaben der Organe Milz/Pankreas und Magen sind oben in Kap. 5.4.5 und 5.4.6 beschrieben. Die beiden Meridiane Milz/Pankreas und Magen, in denen die beiden Organe integriert sind, stellen den *Yin-* und *Yang-*Aspekt der Wandlungsphase Erde dar. Milz/Pankreas ist der Herrscher über alle Flüssigkeiten im Körper, regiert das Blut und sorgt dafür, dass das Blut in seinen Bahnen bleibt.

Der Magen-Meridian erstreckt sich vom Kopf bis zu den Zehen. Er beginnt mit dem Akupunkturpunkt Ma 1 *(Chengqi)* senkrecht unter der Pupille, zwischen Augapfel und Infraorbitalrand, läuft zum Kiefer, dann über den Kieferbogen hinauf zu Ma 8 *(Touwei)*, wieder zurück zum Kieferbogen und zweigt bei Ma 5 *(Daying)* ab, um über den Hals und über dem Schlüsselbein an der Fossa subclavicularis nach Caudal umzuschwenken.

Dort läuft er auf der Mamillarlinie bis zum 5. Intercostalraum zu Ma 18 *(Rugen)*, ändert die Richtung schräg hin bis zu Ma 19 *(Burong)*, 2 Cun vor der Körpermittellinie *(Ren Mai)* und 6 Cun über dem Nabel. Von da an verläuft er 2 Cun parallel zur Mittellinie nach Caudal bis zu Ma 30 *(Qichong)* auf Höhe des Symphysenoberrandes. Von dort läuft er zum Punkt Ma 31 *(Biguan)* in der Vertiefung unter Spina iliaca anterior superior und weiter über den Oberschenkel, vorbei am lateralen Patellarand zum Punkt Ma 36 *(Zusanli)*, 3 Cun unter der Patellaunterkante und eine Mittelfingerbreite lateral der Tibiavorderkante.

Dann läuft er parallel zur Tibiavorderkante weiter bis 1 Cun unter der Mitte des Unterschenkels, wo er eine Zacke macht zum Punkt Ma 40 *(Fenglong)* auf der Mitte des Unterschenkels, aber jetzt 2 Mittelfingerbreiten lateral der Tibiavorderkante. Von dort verläuft er bis zum vorderen Fußgelenk, weiter über den Fußrücken bis zum lateralen Nagelfalzwinkel der zweiten Zehe, dem Punkt Ma 45 *(Lidui)*, ein „Metall"-Punkt und ein Brunnen – *Jing* - Punkt.

Es geht weiter mit dem Milz/Pankreas-Meridian, der am medialen Nagelfalzwinkel der ersten Zehe beim Akupunkturpunkt MP 1 *(Yinbai)*, ein „Holz"-Punkt und ebenfalls ein Brunnen-*Jing*-Punkt, beginnt. Er verläuft weiter entlang dem medialen Fußrand des Fußgewölbes und vor dem Malleolus medialis an der Innenseite des Unterschenkels über den Akupunkturpunkt MP 6 *(Sanyinjiao)*, 3 Cun über dem höchsten Punkt des Malleolus medialis an der Tibiakante. An diesem Punkt kreuzen sich drei Meridiane, nämlich Leber-, Nieren- und Milz-Leitbahn.

Der Milz-Meridian zieht weiter über die Innenseite des Knies und des Oberschenkels und schwenkt über der Leiste beim Punkt MP 13 *(Fushi)*, etwas über Symphysenhöhe und 4 Cun lateral der Körpermittellinie, Richtung Oberkörper.

Von medial neben der Achselhöhle beim Akupunkturpunkt MP 20 *Zhourong)* im 2. Intercostalraum verläuft der Meridian zum Punkt MP 21 *(Dabao)*, ein Hauptdurchgangs – *Luo* - Punkt, im 6. Intercostalraum auf der mittleren Axillarlinie.

6.1.3 Meridiane des FEUER-Elements Herz-Dünndarm

Der Herz-Meridian ist der *Yin*-Funktionskreis der beiden Meridiane. Wie in Kap. 5.4.3 dargestellt, beherbergt das Herz - *Xin* den Geist - *Shen* – das Bewusstsein. *Shen* ist der *Yang*-Ausdruck des Herzens. Das Herz regiert das Blut-*Xue* und die Blutgefäße. Milz/Pankreas bildet das Blut, das wiederum das Herz-*Yin* nährt.

Der Dünndarm-Meridian ist der *Yang*-Funktionskreis der beiden. Er trennt Reines von Unreinem und agiert als Beschützer des Herzens, z.B. bei Schock.

Der Herz-Meridian beginnt an der Körperoberfläche in der Achselhöhle mit dem Akupunkturpunkt He1 *(Jiquan)* und verläuft über die Innenseite des Arms zum Akupunkturpunkt He 3 *(Shaohai)* – bei abgewinkeltem Arm in der Vertiefung zwischen ulnarem Ende der Ellenbogenfalte und dem medialen Epicondylus.

Von He 3 läuft der Meridian an der Innenseite des Unterarms über die vier ulnar liegenden Herz-Punkte He 4 *(Lingdao)* bis Herz 7 *(Shenmen)* kurz vor dem Handgelenk, um dann über die Handinnenfläche zum Endpunkt des Herz-Meridians He 9 *(Shaochong)* am radialen Nagelfalzwinkel des Kleinfingers. Dieser ist ein sog. Antiker Punkt, ein Holz-Punkt, aber auch ein Brunnen – *Jing* - Punkt.

Der Dünndarm-Meridian beginnt seinen oberflächlichen Verlauf beim Akupunkturpunkt Dü 1 *(Shaoze)* am ulnaren Nagelfalzwinkel des kleinen Fingers. Er ist ein sog. Antiker Punkt, ein Metall-Punkt, und auch ein Brunnen – *Jing* - Punkt. Der Dünndarm-Meridian verläuft entlang der Außenseite des kleinen Fingers und der Handkante über den Punkt Dü 5 *(Yanggu)* am ulnaren Ende der Handgelenksfalte, zieht dann ulnar über die Außenseite des Unterarms zum Punkt Dü 8 *(Xiaohai)* am unteren inneren Ellenbogen.

Von dort verläuft er zur Schulter und geht in einer Art Zick-Zack-Form über das Schulterblatt bis zum Oberrand desselben über den Punkt Dü 12 *(Bingfeng)*, dann weiter über den Hals bis zum Punkt Dü 18 *(Quanliao)* „Jochbeinknochenspalte" im Gesicht und von dort weiter zum oberflächlichen Endpunkt des Dünndarm-Meridians, zum Punkt Dü 19 *(Tinggong)* „Palast des Hörens" zwischen Tragus und Kiefergelenk.

6.1.4 Meridiane des WASSER-Elements Blase-Niere

Die Funktionskreise der Wandlungsphase Wasser sind der Nieren- und der Blasen-Meridian. Die Richtung des Wasser-„Elements" ist nach unten. Die Nieren sind der *Yin*-Partner der Blase, die Blase ist der *Yang*-Partner der Nieren. Die *Yin*-Nieren regieren u. A. die Knochen und die Zähne. Die *Yang*-Nieren regieren das Wasser.

Die Blase verwaltet die täglich benötigte Basisenergie. Sie sammelt die verbrauchten Flüssigkeiten des Körpers und scheidet sie aus. Die Blase regiert die Rückseite des Körpers, was am Verlauf des Blasenmeridians unschwer zu erkennen ist.

Der Blasenmeridian ist der längste Funktionskreis. Er beginnt bei Bl 1 *(Jingming)* im Nasen-Augenwinkel, zieht beidseits der Schädelmitte über den Kopf zum Nacken zum Punkt Bl 10 *(Tianzhu)*, jeweils ca. 1,3 *Cun* seitlich vom Akupunkturpunkt Lenkergefäß *(Du Mai)* 15 *(Yamen)*.

Von Bl 10 *(Tianzhu)* verläuft er dann in zwei Ästen den Rücken hinunter. Am inneren Ast liegt auf Höhe der Unterkante des Dornfortsatzes des 2. Lendenwirbelkörpers, ca. 1 ½ *Cun* jeweils seitlich der hinteren Medianlinie der Akupunkturpunkt Bl 23 *(Shenshu)*, der Transport-(Shu-)- Punkt der Niere.

Die beiden Äste kommen in den Kniekehlen beim Akupunkturpunkt Bl 40 *(Weizhong)* in der Mitte der Kniegelenksfalte wieder zusammen. Dieser Punkt ist ein sog. Meer-*(He-)* Punkt und Meisterpunkt für den Rücken und die Lumbalregion. Der Meridian läuft dann über die Hinterseite des Unterschenkels über Bl 60 *(Kunlun)* zwischen Achillessehne und der höchsten Erhebung des Malleolus lateralis und endet beim Punkt Bl 67 *(Zhiyin)* am lateralen Nagelfalzwinkel der Kleinen Zehe.

Von dort verläuft eine Meridianverbindung zum Punkt Ni 1 *(Yongquan)*, einem Brunnen -*Jing*-Punkt und ein Antiker „Holz"-Punkt, an der Fußsohle zwischen dem zweiten und dritten Metatarsophalangealgelenk am Ende des vorderen Drittels der Fußsohle.

Der Nieren-Meridian zieht dann über die mediale Seite des Fußgewölbes zum Punkt Ni 3 *(Taixi)*, ein Antiker „Erd"-Punkt und ein Ursprungs-*(Yuan-) Qi*-Punkt, zwischen der Achillessehne und der höchsten Erhebung des Malleolus medialis gelegen. Nach einer kleinen Schleife zieht der Nieren-Meridian an den Beinen innen hoch, bis zum Punkt Ni 11 *(Henggu)* ½ *Cun* seitlich der vorderen Medianlinie am Oberrand der Symphyse.

Dann verläuft er hoch bis kurz vor dem Schwertfortsatz des Brustbeins, um dann vom 5. ICR bis zum Punkt Ni 27 *(Shufu)*, am Unterrand der Clavicula, 2 *Cun* parallel zur mittleren Medianlinie zu verlaufen. Dort geht er von der Oberfläche in die Tiefe.

6.1.5 Meridiane des FEUER-Elements Perikard - 3E

Das Perikard ist in der TCM-Betrachtung der „offizielle Abgesandte des Herzens" und „Beschützer des Herzens". Es schützt das Herz vor „äußeren"

Bedrohungen und hält Erregungs- und Angstzustände vom Herzen fern. Der Perikard-Meridian, auch HK-Meridian für Herz/Kreislauf, ist der *Yin*-Funktionskreis der beiden Meridiane.

Der Dreifache Erwärmer 3E *(San-Jiao)* regiert alle Schutzfunktionen, was natürlich gerade bei größeren Veränderungen erforderlich ist. Der 3Erwärmer-*(San-Jiao)*-Meridian ist der *Yang*-Funktionskreis der beiden.

Der Perikard-Meridian tritt an der Brust beim Punkt Pe 1 *Tianchi)*, ein *Cun* lateral der Mamille im 4. ICR, an die Körperoberfläche. Der Pe-Meridian macht eine leichte Biegung über die Axilla und läuft über die Innenseite von Ober- und Unterarm, wobei er in der Ellenbeuge den Punkt Pe 3 *(Quze)*, ein Meer-*He*-Punkt und ein Antiker „Wasser"-Punkt, trifft. Der Perikard-Meridian läuft dann weiter über Pe 7 *(Daling)*, in der Mitte der inneren Handgelenksfalte, und erreicht schließlich den Endpunkt Pe 9 *(Zhongchong)*, genau an der Mittelfingerspitze. Dieser ist ein Brunnen – *Jing* - Punkt und ein Antiker „Holz"-Punkt.

Der 3Erwärmer-*(San-Jiao)*-Meridian beginnt am ulnaren Nagelfalzwinkel des Ringfingers mit dem Akupunkturpunkt 3E 1 *(Guanchong)*. Vom Rücken des Ringfingers läuft er über die Handaußenseite den Unterarm zwischen Radius und Ulna hoch über den Akupunkturpunkt 3E 5 *(Waiguan)*, 2 *Cun* proximal der Handgelenksfalte. Weiter geht es vorbei am Olecranon und weiter am lateralen Oberarm zur Schulter, zum Akupunkturpunkt 3E 14 *(Jianliao)* am Akromion.

Über den Punkt 3E 15 *(Tianliao)* am oberen Schulterblattwinkel verläuft der 3E-Meridian weiter über den seitlichen Hals, umrundet das Ohr an seiner Hinterseite und zweigt vorne vor dem Tragus beim Punkt 3E 21 *(Ermen)* zum Endpunkt 3E 23 *(Sizhukong)* am lateralen Augenbrauenende ab.

6.1.6 Meridiane des HOLZ-Elements Gallenblase - Leber

Der Gallenblasen-Meridian ist der *Yang*-Funktionskreis der beiden und der Leber-Meridian ist der *Yin*-Meridian. Die Gallenblasen-Energie ist jene der Seiten des Körpers. Der Meridian verläuft seitlich am Körper. Die Gallenblase ist das ausführende Organ der Leber. Im alten chinesischen Feudal-

Das Leitbahnsystem

system wäre die Gallenblase der „Feldherr", mit der Fähigkeit, Entscheidungen zu treffen.

Der Leber-Meridian verläuft am Innenbein hoch, über den Genitalbereich über Bauch und Brust bis etwa auf Höhe des Organs Leber. Die Richtung der Leber-Energie geht nach oben. Die Leber sorgt für einen harmonischen Fluss von *Qi*, Blut - *Xue* und Emotionen. Die Leber produziert die Galle, sie speichert das Blut und sie regiert die Sehnen. Die Leber ist Sitz der Seele und sie öffnet sich zum Auge hin.

Der Gallenblasen-Meridian beginnt mit dem Akupunkturpunkt Gb 1 *(Tongziliao)* ½ *Cun* neben dem äußeren Augenwinkel. Er läuft zum Ohr, steigt am Kopf hoch, kommt herunter zur Ohrspitze und geht hinter dem Ohr zum Punkt Gb 12 *(Wangu)* am Mastoid. Dann zieht er über den Kopf zum Punkt Gb 14 *(Yangbai)* an der Stirn über der Mitte der Augenbrauen und verläuft von dort über den Schädel bis ins Genick zum Punkt Gb 20 *(Fengchi)*. Über die Schulter und die Axilla läuft er dann auf Höhe der Mamille lateral über den 4. ICR, um bei Gb 24 *(Riyue)* im 7. ICR auf der Mamillarlinie zum Akupunkturpunkt Gb 25 *(Jingmen)* am Ende der 12. Rippe, dem Alarm- *(Mu-)* Punkt der Niere, zu erreichen. Der Meridian verläuft weiter über die Vorderseite des Beckenkochens bis zum Punkt Gb 30 *(Huantiao)* nahe dem Trochanter major. Von dort zieht der Gallenblasen-Meridian entlang der Außenseite des Beins bis hinunter zum Akupunkturpunkt Gb 40 *(Qiuxu)* unter dem Vorderrand des malleolus lateralis – einem Ursprungs- *(Yuan-) Qi*-Punkt. Sein Ende findet der Meridian am äußeren Nagelfalzwinkel der 4. Zehe, beim Punkt Gb 44 (Zuqiaoyin), einem Brunnen – *Jing* - Punkt und gleichzeitig ein Antiker „Metall"-Punkt.

Über einen inneren Verlauf fließt das *Qi* zum Anfangspunkt des Leber-Meridians am lateralen Nagelfalzwinkels der Großen Zehe, Le 1 *(Dadun)*, ein Antiker „Holz"-Punkt. Der Meridian zieht den Fußrücken hoch, dort liegt der Akupunkturpunkt Le 3 *(Taichong)*, ein Ursprungs- *Yuan-Qi*-Punkt, ein Bach-*Shui*-Punkt und ein Antiker „Erde"-Punkt. Von dort geht er weiter die Innenseite des Beins hinauf, seitlich der Symphyse über das Schambein bis an das freie Ende der 11. Rippe zum Akupunkturpunkt Le 13 *(Zhangmen)*, dem Alarm - *Mu* - Punkt der Milz und gleichzeitig ein einflussreicher - *Hui* – Punkt der *Zang*- Organe. Von hier zieht er hoch zum Punkt Le 14 *(Qimen)* auf der Mamillarlinie im 6. ICR, dem Alarm - *Mu* - Punkt der Leber. Hier endet der Verlauf des Leber-Meridians an der Oberfläche und sein innerer Verlauf zu verschiedenen Organen beginnt.

Nach dem Zusammentreffen mit dem Lungen-Meridian beginnt der Zyklus von vorne beim Akupunkturpunkt Lu 1 *(Zhongfu)* am unteren Schlüsselbeinende nahe dem Schultergelenk.

6.2 Zwei Sondermeridiane *Yang* und *Yin*

Das Lenkergefäß - *Du Mai* ist *Yang* und das Konzeptionsgefäß - *Ren Mai* ist *Yin*. Beide gehören zu den Acht Außerordentlichen Gefäßen – *Qi Jing Ba Mai*. Diese sind ein wichtiger Teil des Leitbahnsystems in der TCM. Sie haben eine ausgleichende Funktion und stellen eine tiefere Therapieebene dar, über die die Konstitution des Patienten behandelbar ist.

6.2.1 Das Lenkergefäß - *Du Mai*

Das Lenkergefäß - *Du Mai* verbindet alle *Yang*-Leitbahnen im Körper miteinander und wird daher als „Vater des *Yang*" bezeichnet. Es wird in der Behandlung mit eingesetzt zur Stärkung der Wirbelsäule und des Abwehr - *Wei - Qi*, besonders im Rücken, zur Nährung des Marks, Gehirns und Nieren-Essenz - *Jing - Qi*, sowie bei äußerem und innerem Wind.

Das Lenkergefäß verläuft vom Punkt LG 1 oder auch *Du 1 (Changqiang)* bezeichnet, zwischen der Spitze des Steißbeins und dem Anus über der Wirbelsäule und den Kopf bis zur Oberlippe.

Ein wichtiger Akupunkturpunkt an der LWS ist LG 4 *(Mingmen)*, unterhalb des Dornfortsatzes des 2. LWK. Er stärkt das Ursprungs-*(Yuan)-Qi* und das Nieren-*Yang*, wärmt das Lebenstor - *Mingmen*, kräftigt den Rücken und stabilisiert die Nierenessenz - *Jing*.

Unterhalb des Dornfortsatzes des 7. HWK liegt der Punkt LG 14 *(Dazhui)*, auch Punkt des „Meeres des *Qi*" bezeichnet. Hier kreuzen sich alle *Yang*-Meridiane. Darüber, ca. 1 *Cun* über dem Nackenhaaransatz und unter der Protuberantia occipitalis externa befindet sich der Akupunkturpunkt LG 16 *(Fengfu)*, auch Punkt des „Meeres des Marks". Dies ist ein wichtiger

Punkt zur Ausleitung von Wind. Jedoch Vorsicht/Cave! Nicht nach kranial und nicht zu tief nadeln!

Am Schädeldach über den beiden Ohrspitzen liegt der Punkt LG 20 *(Baihui)*, der Punkt des „Meeres des *Qi*". Dort kreuzen sich alle *Yang*-Meridiane und der Leber-Meridian. Unterhalb der Nase auf dem Philtrum im oberen Drittel ist LG 26 *(Shuigou, Renzhong)*, der Meisterpunkt der Wiederbelebung, besonders bei Kollaps und akuter Lumbago.

Das Lenkergefäß endet bei LG 28 *(Yinjiao)*, innerhalb der Oberlippe zwischen Lippe und Kiefer. Hier kreuzen sich das Konzeptionsgefäß *(Ren mai)* und die Magen-Leitbahn.

6.2.2   Das Konzeptionsgefäß - *Ren Mai*

Das Konzeptionsgefäß - *Ren Mai* kontrolliert als „See des *Yin*" alles *Yin* im Körper. Alle *Yin*-Meridiane fließen ins Konzeptionsgefäß *(Ren Mai)* ein, deshalb wird es als „Mutter des *Yin*" bezeichnet. Bei Behandlungen wird er eingesetzt zur Regulierung von gegenläufigem *Qi* von Lunge und Magen, zur Stärkung der Beziehung der *Zang*-Organe untereinander. Auch zur Regulierung der reproduktiven Funktionen und Organe, sowie deren Versorgung mit Nierenessenz-*Jing-Qi* wird er mit berücksichtigt.

Das Konzeptionsgefäß verläuft vom Damm bis zum Kinn. Es beginnt im unteren Becken und tritt am Akupunkturpunkt KG 1 oder auch *Ren 1 (Huiyin)* an die Körperoberfläche, und zwar in der Mitte des Perineums, zwischen Anus und Geschlechtsteil.

KG 3 *(Zhongji)*, 4 *Cun* unter dem Bauchnabel bzw. 1 *Cun* über dem Symphysenrand ist der Alarm-*Mu*-Punkt der Blase. Darüber, d.h. 3 *Cun* unterhalb des Bauchnabels liegt der Akupunkturpunkt KG 4 *(Guanyuan)*, der Alarm-*Mu*-Punkt des Dünndarms. Hier kreuzen sich die Leitbahnen von Milz, Niere und Leber. Ein sehr wichtiger Akupunkturpunkt bei gynäkologischen Erkrankungen und Erschöpfung.

4 *Cun* über dem Bauchnabel, in der Mitte zwischen Bauchnabel und Xiphoid liegt KG 12 *(Zhongwan)*, der Alarm- *Mu* -Punkt des Magens. Er ist auch Einflussreicher-*Hui*-Punkt der *Fu*-Organe. Hier kreuzen sich die Meri-

diane von Magen, Dünndarm und 3-Erwärmer. Auf Höhe des 4. ICR zwischen den Brustwarzen liegt auf dem Sternum der Akupunkturpunkt KG 17 *(Danzhong, Shanzhong)*. Er ist der Alarm-*Mu*-Punkt des Perikards und Einflussreicher – *Hui* - Punkt für das *Qi*. Er wird auch als Punkt des „Meeres des *Qi*" bezeichnet. Hier kreuzen sich die Leitbahnen von Milz, Dünndarm, 3-Erwärmer und Nieren.

Das Konzeptionsgefäß - *Ren Mai* endet schließlich in der Vertiefung unterhalb der Unterlippe beim Akupunkturpunkt KG 24 *(Chengjiang)*. Hier kreuzen sich das Lenkergefäß - *Du Mai* und die Meridiane von Magen und Dickdarm.

Zusammenfassung 6:

Das Leitbahnsystem ist ein System von Kanälen, auch als Gefäße oder Meridiane bezeichnet, in denen das *Qi* im Körper befördert wird. Es ist ein Netzwerk, das alle Organe miteinander verbindet, ebenso wie das Äußere des Körpers mit dem Inneren. Es besteht aus 12 Hauptleitbahnen und mehreren außerordentlichen Gefäßen. Meridiane und Organe sind eng miteinander verbunden, was sich bei Störungen immer wieder zeigt. Zwischen Blockade und Schmerzen besteht ein Zusammenhang, der gerade an den Meridianen, aber auch an den Organen erkennbar ist.

Die Meridiane und die Fünf „Elemente": Blut und *Qi* zirkulieren gemeinsam nach einer bestimmten Ordnung. Sie fließen in 24 Stunden einmal durch die 12 Meridiane.

7 Die Fünf Säulen der TCM

Die TCM baut auf fünf Säulen auf, die präventiv zur Erhaltung der Gesundheit, zur Behandlung von Krankheiten selbst oder begleitend dazu eingesetzt werden. Diese sind:

- Ernährung
- Akupunktur
- Kräutermedizin
- *Tuina* und Chin. Osteopathie
- *Qi Gong, Nei Yang Gong, Taijiquan*

7.1 Ernährung

Die Ernährung stellt eine sehr wichtige Energiequelle des Körpers dar. Die Qualität der zugeführten Nahrung beeinflusst die Qualität des daraus vom Körper gebildeten Nahrungs – *Gu - Qi*.

Nahrungsmittel und natürliche Arzneien bilden das Herzstück der TCM. Individuell abgestimmte Gerichte sind bei den Heilmaßnahmen von zentraler Bedeutung. Besonderes Augenmerk ist auf die thermische Wirkung der Nahrungsmittel auf den Körper zu richten. Beispielsweise gelten Knoblauch, getrockneter Ingwer, Lammfleisch und Alkohol als heiß, Salz, Soja-Sauce, Krabben, Wasser und grüner Tee als kalt. Dazwischen sind viele Nahrungsmittel als thermisch kühl, neutral oder warm eingestuft.

Eine Schrift aus dem alten China aus dem 7. Jhdt. n. Chr. besagt:

> *Die körperliche Grundlage muss durch die Lebensmittel gesichert werden; der Weg, eine Krankheit zu heilen, führt über die Arzneidrogen.*

Um das Gleichgewicht zu fördern oder wiederherzustellen ist Essen nach den Fünf „Elementen", denen je eine Geschmacksrichtung zugeordnet ist, eine gängige Methode. Dabei ist natürlich auch die Konstitution der Menschen zu berücksichtigen. Ein weiterer wichtiger Aspekt ist die Auswahl der Nahrung gemäß den Jahreszeiten.

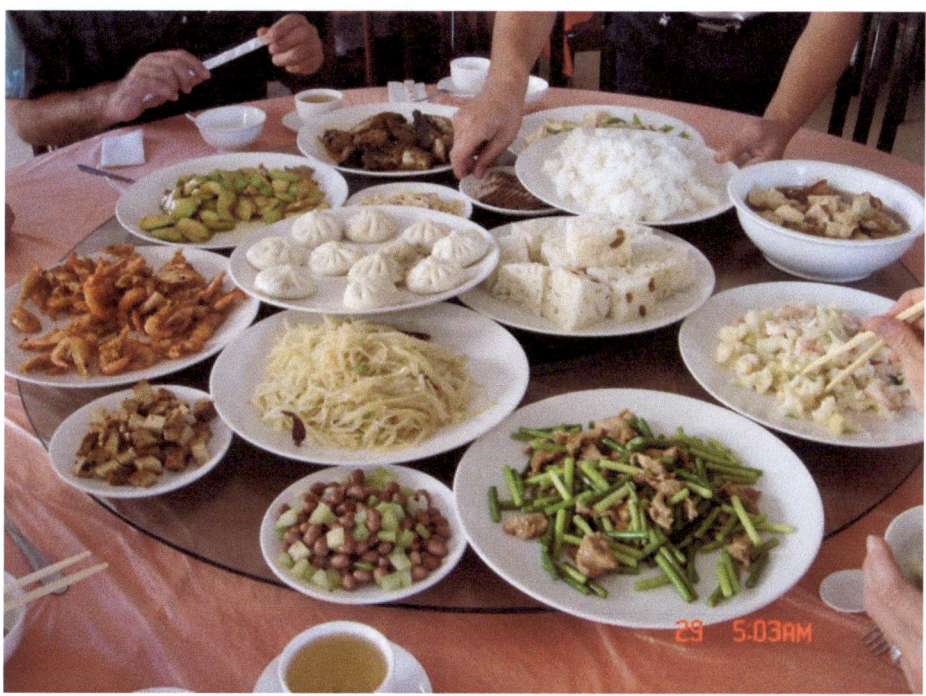

Abbildung 24: Mittagessen in einer Klinik in Hebei, China

Abbildung 24 zeigt verschiedene Gerichte, die so zusammengestellt sind, dass jedes einzelne nach einigen der Fünf Geschmacksrichtungen zubereitet ist und damit den Fünf Wandlungsphasen entspricht. Alle zusammen bieten insgesamt die Fünf Wandlungsphasen.

Jeder Gast am Tisch kann sich von jeder Speise nehmen. Er hat dabei die Möglichkeit, von dem mehr zu nehmen, was er gerade braucht. Um beispielsweise das „Element" Wasser, also die Nieren und den Nieren-Meridian zu stärken sind Gerichte mit Fisch, Meeresfrüchten und Melonen dabei. Der Gast, der Leber und Leber-Meridian stärken will, nimmt ein leicht geröstetes und gesalzenes („Element" Wasser) Gericht aus geschnittenen Selleriestangen („Element" Holz) und geschälten Erdnusskernen („Element" Erde).

Auch mit Gewürzen lässt sich ein Gericht im Sinne der Fünf „Elemente" beeinflussen. Fügt man beispielsweise gehackte frische Ingwerwurzel hinzu, bringt es die Qualitäten des „Elements" Metall über den scharfen Geschmack und jene des „Elements" Erde über die gelbe Farbe dieser in der Erde gewachsenen Wurzel ein.

7.2 Akupunktur, Moxibustion/Moxa, Schröpfen

Akupunktur ist eine Art Reiztherapie, bei der Impulse zur Selbstheilung gesetzt werden. Dabei wird das *Qi* mittels verschiedener Nadeltechniken und Punktkombinationen beeinflusst.

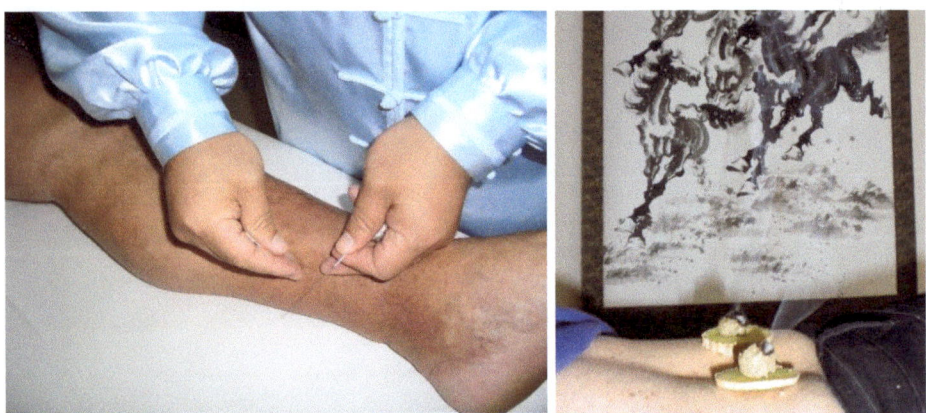

Abbildung 25: Akkupunktur (links) und Moxa auf Ingwerscheibe (rechts).

Ein gestörter *Qi*-Fluss im Meridiannetz kann durch gezieltes Setzen von Nadeln an bestimmten Akupunkturpunkten wieder harmonisiert werden. Ausgewählt wird je nach Indikation aus etwa 360 klassischen Akupunkturpunkten und mehreren Dutzend Extrapunkten. Akupunktur wird hauptsächlich angewendet bei Schmerzen am Bewegungsapparat, Kopfschmerzen, Migräne und anderen Krankheitsbildern.

Moxa mit Beifußkraut, also Wärme und Energiezufuhr wird bei „Kälte/Leere-Zuständen" eingesetzt, wie z.b. bei niedrigem Blutdruck, Kältegefühl, Asthma, Durchfall, depressiven Verstimmungen, Schwindel, Erschöpfung, Energiemangel. Moxa setzt einen Wärmereiz und stärkt über die Wärmezufuhr die *Yang*-Energie. Moxa beseitigt Blut- und Energiestauungen, vertreibt auch Kälte und Feuchtigkeit aus den Meridianen und fördert die Bewegung von Blut-*Xue* und *Qi*.

Beim „trockenen" Schröpfen werden Schröpfgläser unter Unterdruck auf der Haut über Akupunkturpunkten oder ganzen Körperzonen wie z.b. seitlich entlang der Wirbelsäule angesetzt oder bewegt. Das regt die Durchblutung und die Entgiftung im Unterhautbindegewebe an. Diese Methode wird gerne bei Rückenbeschwerden, rheumatischen Erkrankungen und Erkältungen angewendet. Beim „blutigen" Schröpfen wird die zu schröpfende Hautstelle eingeritzt, sodass beim Aufsetzen des Schröpfkopfes mit Unterdruck Blut aus der Haut austritt.

7.3 Kräutermedizin

Heilpflanzen haben in China eine große Bedeutung und werden schon seit Urzeiten angewendet. In der TCM sind die Pflanzen und deren Wirkungen auf den Menschen nach Qualitäten von *Yin* und *Yang* und nach der Zuordnung zu den Fünf Wandlungsphasen („5 Elementen") beschrieben und kategorisiert. Eingesetzt werden sie zur alleinigen Behandlung oder in Verbindung mit anderen Verfahren.

Hauptsächlich werden Dekokte – *Tang* - Abkochungen, je nach Diagnose, aus verschiedenen Pflanzen hergestellt. Es kommen auch Pillen aus getrockneten und zerriebenen Pflanzenteilen mit Bindemitteln (z.B. Honig) zur Anwendung. Solche Pillen werden heute industriell hergestellt und über Apotheken als „Kügelchen" in Aluminium-Kunststoffverpackungen vertrieben.

Die Fünf Säulen der TCM

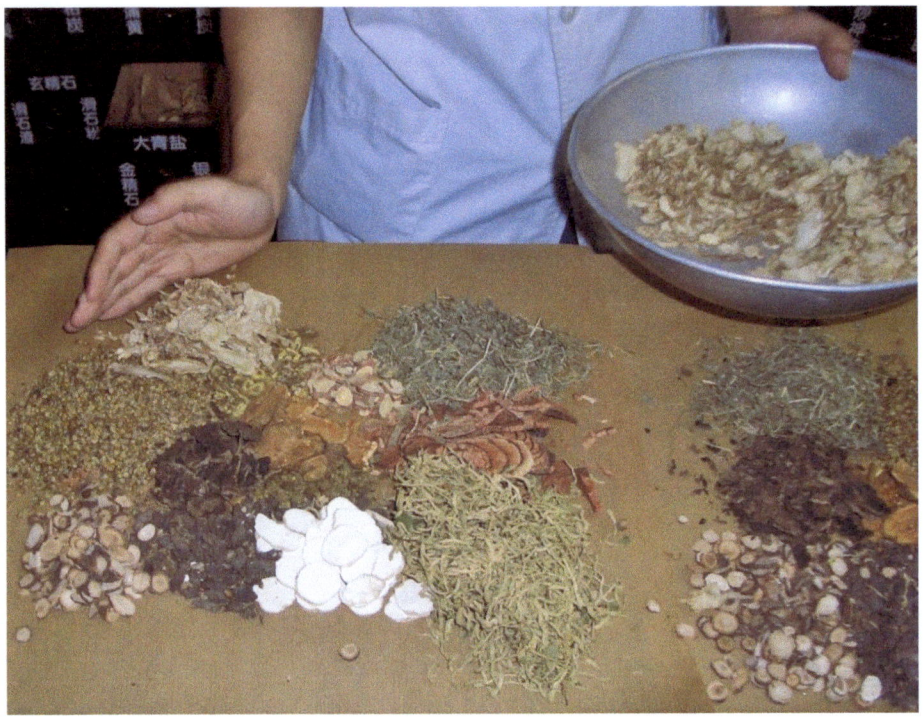

Abbildung 26: Kräuter für ein Dekokt werden in einer chinesischen Apotheke in Peking zusammengestellt.

7.4 *Tuina* und Chinesische Osteopathie

Tuina steht für eine Chinesische manuelle Therapie. *„tui"* („schieben") und *„na"* („greifen").

Seit alten Zeiten ist der Begriff *„anmo"* bekannt. Wobei *„an"* für pressen steht und *„mo"* für reiben. Mit den Händen und Fingern werden Reibe-, Knet- und Drucktechniken ausgeführt.

Ursprünglich (ca. 2700 v. Chr. erwähnt) ist *„anmo"* aus der „Volksmedizin" zur Stärkung der Körperabwehr entstanden. Im 1. Jhdt. v. Chr. sind die medizinische Massage *„anmo"* und die Manipulation der Gelenke im *Huangdi Neijing* erwähnt.

Die Fünf Säulen der TCM

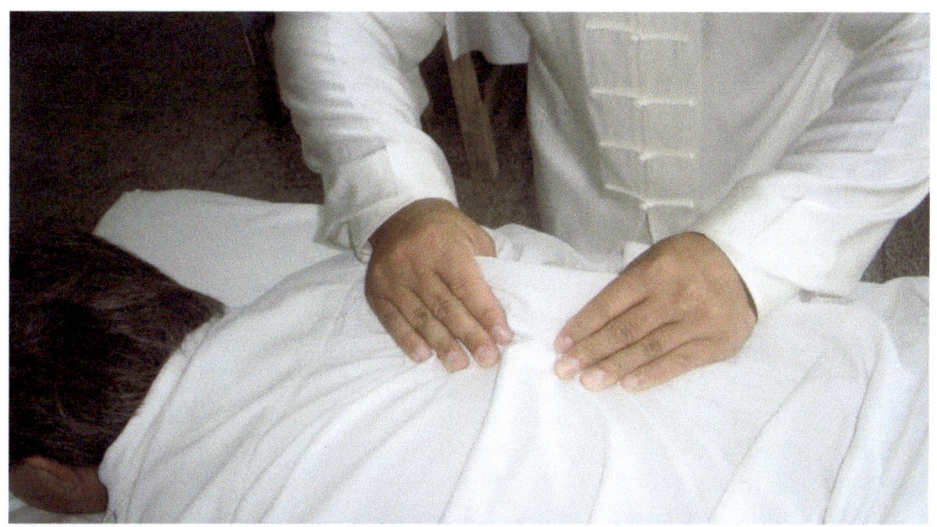

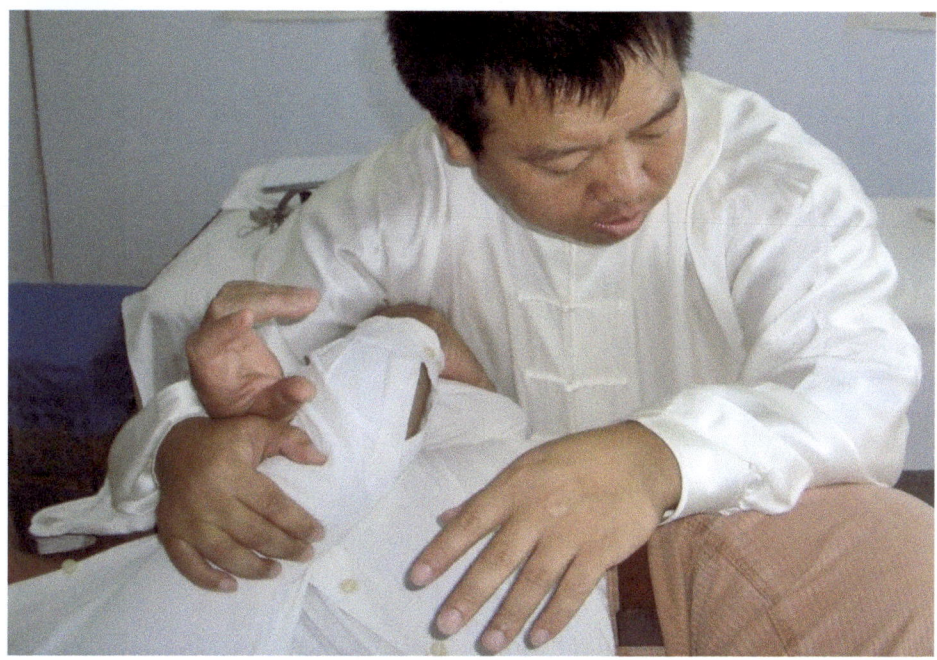

Abbildung 27: Tuina (oben), Chin. Osteopathie (unten).

7.5 Qi Gong

Qi Gong-Übungen haben vielerlei Vorteile. Sie dienen der Gesunderhaltung, Vorbeugung, der Lebensverlängerung, der Heilung von Krankheiten, der Unterstützung des Genesungsprozesses, der Selbstverteidigung und schließlich der geistigen und spirituellen Entwicklung.

7.5.1 *Ba Duan Jin* – die acht edlen Übungen

Der Ursprung liegt im 6.Jhdt. „*Yi Jin Ying*" (Abhandlung über die Entwicklung der Muskulatur) vom buddhistischen Mönch *Da Mo* (Bodhidharma). Der Marschall *Yüe Fei* stellte daraus 12 „Brokatstücke" und 8 „Brokatübungen" zusammen, um die körperliche Fitness seiner Soldaten zu fördern. Heute umfasst *Qi Gong* ca. 4000 Übungen, die im Stehen und im Sitzen durchgeführt werden.

Ba Duan Jin - die acht edlen Übungen - sind leicht verständlich und können in kurzer Zeit erlernt werden. Bei regelmäßigem Üben ergeben sich oft schon nach wenigen Wochen spürbare, die körperliche und psychische Gesundheit verbessernde Wirkungen. Sie können auch von Kranken, Genesenden und Älteren ausgeführt werden. Sie sind eine gute Basis für komplexere Übungssysteme. Man benötigt keine Hilfsmittel und sie sind einfach im Alltag zu integrieren.

7.5.2 *Nei Yang Gong* – Inneres nährendes *Qi Gong*

Ney Yang Gong ist ein medizinisches *Qi Gong*. Spezielle *Qi Gong*-Übungen werden zur Therapie angewendet, aber auch begleitend zur Behandlung durch z.B. Akupunktur, Kräutermedizin, *Tuina*, usw. eingesetzt. Für den Therapieerfolg ist ständiges und regelmäßiges Üben wichtig! *Nei Yang Gong* ist wirksam bei über 80 Krankheiten und beinhaltet auch sehr gute Methoden zur Selbstbehandlung.

Nei Yang Gong ist eine *Qi Gong*-Form der Ming-Dynastie des 16. Jhdts. Man unterscheidet zwei Methoden: „Stilles" *Jing Gong* und „Bewegtes" *Dong Gong*. In Europa ist diese Form des *Qi Gong* durch *Liu Ya Fei* bekannt geworden. Ihr Vater hat die Übungen in den 50er Jahren der chinesischen Öffentlichkeit zugänglich gemacht.

Charakteristisch für das *Nei Yang Gong* ist die Kombination von Bewegungen mit speziellen Atemtechniken. Ein weiterer Fokus liegt in den intensiven Bewegungen der Wirbelsäule.

Beim Unterricht im *Nei Yang Gong* hat der Meister großes Augenmerk auf folgende Zeilen gelegt:

> „Zum Halten der Kraft soll man die Lebensumstände so schaffen, dass das *Qi* bleibt und im Alltag einen sicheren Bereich um sich schaffen. Es gilt, die Außensituation zu kräftigen, *Qi*, Körper und Geist zu kräftigen, so dass die Außenumstände positiv auf den Geist und auf den Körper wirken!"

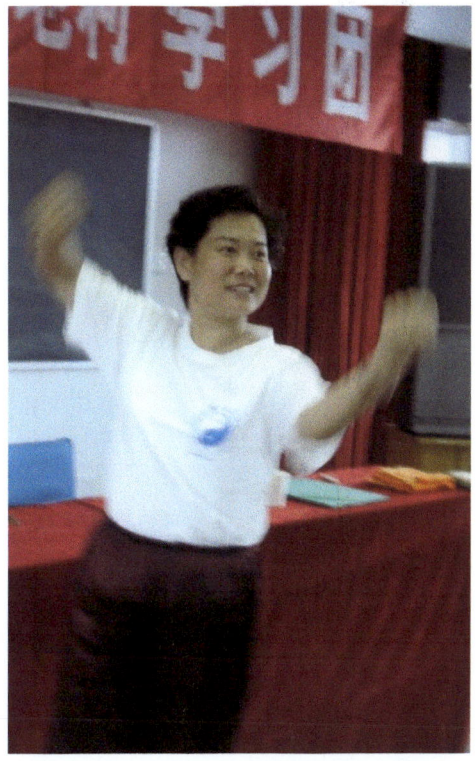

Abbildung 28: Liu Ya Fei beim Unterricht von Nei Yang Gong in China

7.5.3 Taijiquan

Die Ursprünge des *Taijiquan* verlieren sich vor dem 15. Jhdt. in Mythen und Legenden. In taoistischen Klöstern dürften die Vorläufer einerseits als Kampfkunst, andererseits als innere Meditationsform geübt und weiterentwickelt worden sein. Der Begriff *Taiji* steht für den Firstbalken eines Eingangs, im Taoismus für den „obersten" Firstbalken, also das höchste Prinzip, das die Welt zusammenhält. Die Bewegungen sind im ständigen Wechsel von *Yin* und *Yang*.

Es gibt verschiedene Formen des *Taijiquan*, die von Meistern gelehrt werden. In China übt man gerne in Gruppen diese Abläufe. In Parks kann man dies oft sehen oder auch selbst mitmachen.

Die Fünf Säulen der TCM

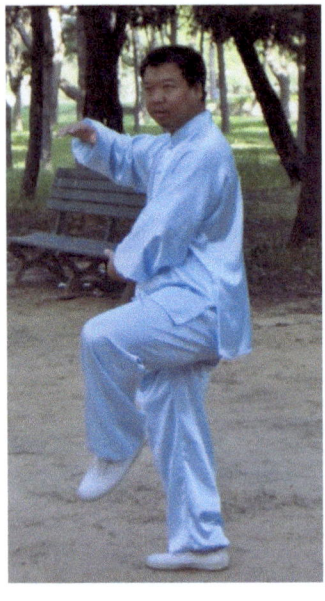

Abbildung 29: Xiao Yuande, ein Meister beim Taijiquan in China.

Abbildung 30: (unten) Übungsgruppe in einer Parkanlage in China.

Zusammenfassung 7:

Die TCM baut auf fünf Säulen auf, die präventiv zur Erhaltung der Gesundheit, zur Behandlung von Krankheiten selbst oder begleitend dazu eingesetzt werden. Diese sind: Ernährung, Akupunktur, Kräutermedizin, *Tuina* und Chin. Osteopathie und *Qi Gong, Nei Yang Gong* und *Taijiquan*.

Diese Methoden erfordern einiges an Wissen und praktischer Erfahrung um es auch therapeutisch sicher einsetzen zu können.

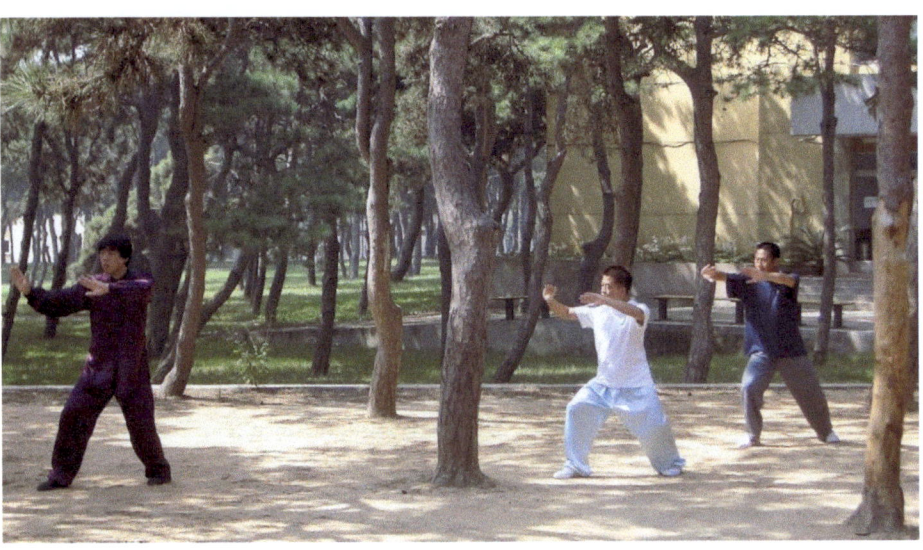

8 Diagnose

Die östliche Medizin ist dem Menschen und der Natur sehr nahe, da den Menschen über die letzten Jahrtausende nur die Beobachtung und Anwendung der Naturgesetze als Grundlage diente. Behandlungen mit „östlichen" Methoden bedürfen einer „östlichen" Diagnose.

> Die Grundsatzfrage ist: „was ist aus dem Gleichgewicht?"

Da oft westliche, wissenschaftliche Beweise fehlen, ist für uns zusätzlich eine westliche Diagnose notwendig: z.B. „keinen Tumor übersehen!" und „dem Patienten die bestmögliche Behandlung ermöglichen!" Selbstverständlich muss vorher eine Diagnose nach unseren Maßstäben, unserer Standespflicht und unseren Gesetzen erfolgen.

Wichtig bei Diagnose und Therapie ist es, innerhalb des Systems zu bleiben und zu handeln! Also nicht zu mischen. Folgendes Beispiel soll dies erläutern:

Bei lateinischer Diagnose "laterales Cervikalsyndrom" ist nicht mit einer Akupunktur nach Rezept vorzugehen, sondern den Grund der Genicksteife mit einer TCM-Diagnose herauszufinden. Das hört sich so an: „Wind-Feuchte-Kälte an der Oberfläche im Genick eingedrungen." Jetzt kann man diese eingedrungenen, sich vielleicht noch an der Oberfläche befindlichen Faktoren mit einer gut überlegten Akupunktur „herausziehen", bevor sie tiefer in den Körper eindringen. Man kann diesen Prozess noch mit Kräutern unterstützen.

„Was ist aus dem Gleichgewicht?" Um das herauszufinden wird der Patient mit allen fünf Sinnen untersucht. Chinesische Ärzte waren immer auf den engen Kontakt und die Berührung mit den Patienten angewiesen. Diagnosegeräte wie Blutdruckmessgeräte, oder bildgebende Diagnoseverfahren wie Ultraschall oder Röntgengeräte gab es nicht. Das sind die hilfreichen Erfindungen der Neuzeit aus Europa. Auch die heutige moderne Medizin in China ist sehr westlich ausgerichtet. Die TCM dagegen ist eine über viele Jahrhunderte gewachsene Erfahrungsmedizin, die mit dem auskommen muss, was von Mensch zu Mensch für den Arzt erkennbar ist.

Diagnose

Anamnese: Die Befunde zu Fieber und Kälteaversion, Schwitzen, Appetit, Durst und Geschmack, Stuhl und Urin, Schmerzen, Schlaf, Menstruation und Fluor vaginalis, lassen auf mögliche Krankheitssyndrome schließen.

Inspektion: Die Körperoberfläche lässt Schlüsse zum verbundenen *Zang-Fu*-Organ zu. Dazu werden insbesondere Vitalität, Gesichtsfarbe, äußeres Erscheinungsbild, Exkrete und Sinnesorgane genau beobachtet. Zur Veranschaulichung: gerötete, geschwollene Augen weisen auf eine Invasion von Wind-Hitze oder loderndes Leberfeuer hin. Eine graue Gesichtsfarbe, besonders unter den Augen, zeigt ein Nieren-Mangel-Syndrom, meist einen Nieren – *Yin* - Mangel, an.

Auskultation: Überwiegend werden mögliche die Lunge betreffend Syndrome, wie Sprache, Stimme, Atmung und Husten herausgefunden. Entsprechende Lautäußerungen lassen auf Krankheitssyndrome des Herzens schließen.

Olfaktion: Verschiedene Körpergerüche zeigen mögliche Krankheitssyndrome an. Beispielsweise kann Uringeruch auf ein Nieren-Mangel-Syndrom hindeuten, Apfelgeruch auf einen ausgeprägten Diabetes mellitus.

Palpation: Die Abdomenpalpation gibt Aufschluss über diverse Krankheitssyndrome. Bei der Meridian- und Akupunkturpalpation geben schmerzhafte *Xi-*, *Yuan-Shu-* und *Mu*-Punkte Aufschluss über die betroffenen *Zang-Fu*-Organe.

Pulstastung: Der Puls ist ein sehr wichtiges Element der Diagnostik. Er gibt Aufschluss über Zirkulation oder Stagnation von Blut *(Yin)* und *Qi (Yang)*. Der Radialispuls wird an jeder Körperseite an drei hintereinander liegenden Positionen und in drei Tiefenstufen ertastet. Dabei geben Kriterien wie Stärke, Frequenz, Rhythmus, Tiefenlage, Länge der Pulswelle, Härte oder Weichheit des Pulsgefäßes, ein umfangreiches Bild über den Krankheitszustand.

Zungendiagnostik: Die Zunge spiegelt den Zustand der *Zang-Fu*-Organe wider, da sie mit ihnen über die Meridiane und Netzgefäße verbunden ist. Einerseits ist die Zungendiagnose unerlässlich, um ein vollständiges Bild zu bekommen. Andererseits zeigt die Zunge manchmal nur einen Teil der Syndrome. Ein Beispiel hierzu wäre das Eindringen eines pathogenen Faktors in den Körper. Im Anfangsstadium reagiert der Puls sehr rasch, die Zunge braucht Stunden oder Tage um das anzuzeigen.

Der TCM-Arzt kann die gefundenen Diagnoseelemente und Syndrome zu einem Gesamtbild zusammenfassen und daraus seine Schlüsse für das weitere therapeutische Vorgehen ziehen.

8.1 Die Acht Leitkriterien - *Ba Gang*

Die Untersuchung nach den Acht Leitkriterien wird angewendet, um die diagnostizierten Symptome einzuordnen. Dabei wird festgestellt, was „aus dem Gleichgewicht ist!"

Alles was innen ist, ist *Yin*, ebenso Mangel oder Leere und Kälte. Außen ist *Yang*, wie auch Fülle oder Überschuss und Hitze. Darüber stehen nochmals *Yin* und *Yang*, aber als übergeordnete Begriffe.

8.1.1 *Yin* und *Yang*

Das philosophische Konzept von *Yin* und *Yang* wurde bereits weiter vorne in Kapitel 3 beschrieben. Je nachdem was überwiegt, handelt es sich um ein *Yin*- oder *Yang*- Syndrom. Bei weiterer Verschlechterung des Zustandes kann es zu einem Kollaps von *Yin* oder *Yang* kommen; dieser kann lebensbedrohlich werden.

Wenn das *Yin* überwiegt, kann es zu einem Kälte-Syndrom kommen. Dabei ist entweder das *Yin* zu viel, also in *Yin*-Fülle, z.B. durch Kälte, oder das *Yang* ist deutlich reduziert, also ein *Yang*-Mangel oder *Yin*-Syndrom.

Ist hingegen das *Yang* vorherrschend, was einer *Yang*-Fülle entspricht, z.B. durch Hitze, oder das *Yin* ist deutlich abgesenkt, was auf einen *Yin*-Mangel oder relativen *Yang*-Überschuss hinweist, so liegt ein *Yang*-Syndrom oder Hitze-Syndrom vor.

Ein Kollaps des *Yin* oder des *Yang* wird im „Leitfaden Traditionelle Chinesische Medizin" von C. Focks [4] wie folgt beschrieben:

Diagnose

Yin-Kollaps: *Klebriger Schweiß, heiße Hände und Füße (Extremitäten), Dyspnoe oder schnelle Atmung, Unruhezustände, Durst auf kalte Getränke, Zunge: rot, trocken, Puls: schnell, dünn.*

Yang-Kollaps: *viel kalter, perlenförmiger Schweiß, kalter Körper, vor allem Hände und Füße (Extremitäten). Schwache Atmung, kein Durst oder Durst auf heiße Getränke, Apathie. Zunge: blass, feucht, Puls: schwach, verschwindend.*

8.1.2 Mangel/Leere - *Xu* und Fülle - *Shi*

Das Verhältnis zwischen dem Aufrechten-*Zheng-Qi* und den pathogenen Faktoren *Xie Qi* drückt sich in Mangel/Leere oder Fülle aus. Bei Mangel/Leere ist das *Zheng-Qi* geschwächt, bei Fülle kräftig.

Fülle ist eine Entsprechung von *Yang*, ist aber nicht *Yang*. *Yang* ist viel mehr; Fülle ist aber eine *Yang*-Eigenschaft.

Bei einem Fülle-Zustand reicht oft eine kurze Anamnese, wohingegen bei einem Leere-Zustand mit einer langen Anamnese zu rechnen ist.

Der Beginn eines Fülle-Zustands ist plötzlich, der Verlauf meist stürmisch, oft mit schnell einsetzendem Fieber, oder auch plötzlich einsetzende Infekte wie z.B. eine Grippe. Ein Mensch im Zustand der Fülle zeigt sich kraftvoll, agitiert und gereizt mit einem roten Gesicht. Seine Stimme ist laut und kräftig, die Atmung tief, kräftig und heftig, der Schweiß reichlich.

Ein Leere-Zustand beginnt langsam, sein Verlauf ist eher chronisch, schleichend. Dazu gehören schwächende, *Qi*-konsumierende Krankheiten sowie chronisch degenerative Erkrankungen des Bewegungsapparates und auch Alterskrankheiten.

Im Leere-Zustand zeigt er sich im Verhalten verlangsamt, apathisch und lustlos, mit blassem Gesicht und neigt zur Dyspnoe. Seine Stimme ist eher leise und schwach, die Atmung oberflächlich, schwach, mit einer Neigung zur Dyspnoe. Schwitzen ist gekennzeichnet durch Spontan- und Nachtschweiß.

Am Schmerzcharakter kann man auch Fülle und Leere erkennen. Fülle-Schmerzen sind dumpf, tief, schwer lokalisierbar und beständig. Druck verbessert die Schmerzen. Leere-Schmerzen sind akut, hell, heftig, oberflächlich, krampfartig, klopfend, brennend und stechend. Druck verschlechtert den Schmerz.

Bei Fülle liegt ein voller – *Shi* – Puls vor, die Zunge ist rot, der Zungenbelag dick und schmierig. Bei Leere zeigt sich der Puls leer – *Xu* - bzw. schwach – *Ruo*, die Zunge ist blass mit wenig oder fehlendem Belag. Ist der Puls schwach, ist die Konstitution des Patienten schwach.

Aus den bisherigen Betrachtungen lassen sich folgende Behandlungsprinzipien festlegen, um die Balance wieder herzustellen: Bei Füllezuständen wird ausgeleitet, bei Leerezuständen zugeführt. Bei Kälte wird Moxa angewendet. Ein starker Schmerz braucht einen starken Reiz und ein schwacher Schmerz braucht einen schwachen Reiz. Dabei behalten wir im Auge: „Der Patient ist wichtiger als der Schmerz!". Beispielsweise bekommt ein schwacher Patient mit starkem Schmerz nur einen leichten Reiz. Bei der Behandlung werden nur wenige Punkte verwendet.

Im Folgenden wird auf die Syndrome von Mangel/Leere – *Xu* - und Fülle – *Shi* - bei *Yin* und *Yang*, *Qi*, Blut - *Xue* - und bei den Körperflüssigkeiten - *Jin-Ye* - näher eingegangen. Es werden die Symptome und Ursachen erläutert, aber auch gleich Möglichkeiten der Therapie aufgezeigt.

8.1.2.1 Mangel/Leere- Xu – Syndrome

<u>Yin-Mangel</u> zeigt sich an einer roten Zunge, die ohne Belag ist, der Zungenkörper ist durchfurcht. Risse in der Zunge können angeboren sein, was bei einem sehr niedrigen Anteil der Bevölkerung der Fall ist. In den überwiegenden Fällen ist es ein Zeichen für lange bestehenden und ausgeprägten *Yin*-Mangel. Weitere Symptome sind Schlafstörungen wie Schlaflosigkeit oder Durchschlafstörungen, Nachtschweiß, intensive Träume, Angstzustände bis hin zu Panikattacken. Durst und innere Unruhe und ein Hitzegefühl kommen oft dazu. Auszehrung und Abmagerung sind weitere Zeichen. Rote, rissige Lippen, wenig und dunkler Urin, sowie trockene Verstopfung kommen oft dazu.

Diagnose

Insgesamt handelt es sich um einen sehr chronischen Zustand. Die Störung ist tief in den Körper eingedrungen und hat bereits die Grundsubstanzen des Körpers angegriffen.

Ursachen können fortgeschrittenes Alter, aber auch ständiger Schlafmangel und die Folge von länger bestehenden Krankheiten, vor allem Hitzekrankheiten, sein. Medikamentenkonsum über lange Zeit, z.B. Kortison oder bestimmte Schlaftabletten können zu diesem *Yin*-Mangel führen. Auch Drogenkonsum über längeren Zeitraum sei hier erwähnt. Weitere Ursachen können Emotionen wie Zorn oder Begierde sein, die auf den Körper stark erhitzend wirken. Auch hier geht es um längere Zeiträume. In seltenen Fällen kann ein *Yin*-Mangel durch schwache Erbanlagen bestehen.

Die Therapie eines *Yin*-Mangels zielt darauf ab die Hitze wegzubringen, und zwar mit Ernährung, Kräutern und Akupunktur. Am einfachsten und dauerhaft wirkungsvoll sind Maßnahmen in der Ernährung. Ganz wichtig ist der Verzicht auf alles, was erhitzt, wie Alkohol, Nikotin, Kaffee und scharfe Gewürze!

Yin-stärkende Kräuterrezepte sind z.B. die Sechs-Bestandteile-Pille mit Rx. Rehmannia *(Liu Wei Di Huang Wan)* oder das Dekokt, das das Quellen-*Qi* - *Yuan-Qi* - stark *tonisiert (Da Bu Yuan Jian)*. In der Akupunktur werden je nach Situation Punkte gewählt, die das Leber- und Nieren-*Yin* stärken, aber auch Punkte, die Hitze klären und Feuer ausleiten.

Über die Ernährung lässt sich dauerhaft vieles regulieren. Zum Aufbau des *Yin* wird hauptsächlich der Geschmack Süß und erfrischend eingesetzt. Das sind befeuchtende und substanzaufbauende Nahrungsmittel wie Sesam mit Honig, kandierte Walnüsse, Nüsse, Samen, aber auch Milchprodukte und Getreide im Allgemeinen. Sehr gut eignen sich im eigenen Saft gegarte Gemüse und Kompotte. Knochenbrühen sind sehr hilfreich, sollten jedoch nicht im Sommer eingesetzt werden.

***Yang*-Mangel** zeigt sich an einer blassen bis bläulichen Zunge, die geschwollen ist, bedingt durch Feuchteansammlungen im Körper. Symptome wie beim *Qi*-Mangel – siehe weiter unten – liegen vor. Sehr kalte Extremitäten, Kältegefühl bis zu den Knien oder höher.

Diagnose

Durchfälle und häufiger Harndrang mit sehr hellem Urin sind weitere Zeichen. Oft zeigen sich bläuliche Lippen und Fingernägel, wenig Appetit, atonische Verstopfung und Wasseransammlungen bzw. Ödeme. Ein verzögerter Zyklus bei der Frau bis hin zum völligen Ausbleiben der Regel und Unfruchtbarkeit stellen sich ein.

Rückenschmerzen, die sich im Liegen verschlimmern, fehlende Libido und Depressionen sind weitere Symptome eines *Yang*-Mangels.

Kälte verschlimmert insgesamt die Symptome.

Als Ursachen kommen auch hier fortgeschrittenes Alter und chronische Krankheiten über einen längeren Zeitraum infrage. Die Nieren-*Yang*-Schwäche kann in seltenen Fällen auch angeboren sein. Bei Ernährung mit Rohkost oder vegetarischer Ernährung, die zu wenig warm ist und die *yang*isierenden Eier fehlen, kann es zu den beschriebenen Symptomen kommen.

Deshalb erfolgt die Behandlung über einen langen Zeitraum des Wiedererwärmens des Körpers. Dreimal täglich warme Mahlzeiten einnehmen, zu zwei Drittel süße und zu einem Drittel scharfe Nahrungsmittel, pikant zubereitet, z.B. mit Ingwer, Zimt, Nelken gewürzt, stärken das *Yang*.

Regelmäßiger Konsum von Muscheltieren und Fleisch, besonders wärmend sind Lammfleisch und Wild, unterstützen die Erwärmung des Körpers. Getreide kann man „*yang*isieren", indem man es zuerst anbrät und dann erst im Wasser kocht. Übrigens, Hafer ist von Natur aus warm.

An Kräutern und Gewürzen sind zu bevorzugen: getrockneter Ingwer, Zimt, Nelken, Schnittlauch, Petersilie, Dill und Bockshornkleesamen. Sehr zu empfehlen ist ein Tee aus wärmenden Gewürzen mit je 50 g Sternanis, Koriander und je 25 g Zimtrinde, Kümmel und Fenchelsamen. ½ - 1 EL der Mischung reicht für 1 Tasse. Beim Yogi-Tee sind das sehr „heiße" getrocknete Ingwerpulver, mit Zimt, Nelken, Kardamom gemischt. Ginseng kann auch zugegeben werden. Bei einem akuten Infekt ist der Geschmack scharf wichtig, weil er die pathogenen Faktoren zerstreut. Doch Vorsicht mit zu viel scharf oder Tees, die zum Schwitzen führen. Beim Schwitzen verliert man *Qi*!

Diagnose

Schließlich kann man dem Körper mit Rotlichtlampen oder Moxa Wärme zuführen. Beispielsweise kann man den Akupunkturpunkt Bl 23 *(Shenshu)* direkt mit einer Moxazigarre oder indirekt moxen, mit z.B. einer Scheibe Ingwer zwischen Haut und Moxakegel.

Qi-**Mangel** äußert sich als subjektives Körpergefühl. Objektiv betrachtet zeigen sich Symptome wie allgemeine Erschöpfung und Müdigkeit, vor allem nach dem Essen. Schwindel beim Aufstehen und niedriger Blutdruck sind weitere Symptome, sowie Kurzatmigkeit, spontane Schweißausbrüche und Erkältungsanfälligkeit. Die Person ist blass und wortkarg, denn reden verbraucht Lungen-*Qi*. Die Lebensfreude ist gedämpft, die Gesamtsituation verschlimmert sich durch Bewegung, da das wenige *Qi* dabei noch verbraucht wird.

Eine *Qi*-Schwäche kann angeboren sein, das *Qi* aus der Luft wird zu wenig genutzt. In den meisten Fällen ist Überanstrengung die Ursache, aber auch eine Ernährung mit denaturierten Nahrungsmitteln: Tiefkühlkost und Mikrowellenzubereitung der Nahrung. Bei Tiefkühlkost bleibt Feuchte in den Zellen und Mikrowellen verändern die Eiweißstruktur, was eine Verminderung des *Qi* zur Folge hat. Deshalb ist es wichtig, möglichst frische Nahrungsmittel frisch zuzubereiten.

Ein Getreidekorn hat *Qi* gespeichert. Dieses *Qi* steht dem Körper optimal zur Verfügung, wenn es erst kurz vor der Zubereitung durch Kochen oder Backen gemahlen wird. Auf diese Zusammenhänge aus TCM-Sicht wurde ich bei mehreren Ausbildungen hingewiesen. Schließlich bleibt zu erwähnen, dass ein zu hoher Konsum von raffinierten Kohlehydraten wie Weißmehl und Süßigkeiten ebenfalls als Ursache einer *Qi*-Schwäche infrage kommt.

Ein wesentlicher Behandlungsansatz ist, auf die oben erwähnten Nahrungsmittel zu verzichten. Oft stellt sich dadurch schon eine Besserung ein. Regelmäßiges essen und in der richtigen Menge – nicht zu viel, vielleicht sogar öfter kleinere Mengen zu sich nehmen – kann hilfreich sein. Dabei kann man den süßen Geschmack auch durch z.B. frisches, reifes Obst zu sich nehmen.

Blut - *Xue* - Mangel zeigt sich durch Blässe, blasse Lippen und eine blasse Zunge. Weitere Symptome wie trockene Haut, trockenes, gesplisstes Haar, brüchige Fingernägel durch Leber-Blut-Mangel und trockene Verstopfung sind ebenfalls Hinweise.

Konzentrationsschwäche durch zu wenig Blut im Hirn oder Zittern, Krämpfe und eventuell sogar Zuckungen können die Folge von mangelndem Leber-Blut sein. Lichtempfindlichkeit ist ein weiteres Zeichen. Einschlaf- und Durchschlafstörungen sind ebenfalls im mangelnden Leber-Blut begründet. Schreckhaftigkeit deutet auf einen Mangel an Leber- und Herzblut hin.

Die Therapie erfolgt hauptsächlich über die Ernährung. Für den Blutaufbau werden überwiegend süß-warme Nahrungsmittel eingesetzt, beispielsweise Spinat, Fenchel, Karotten, Kartoffeln, Kirschen. Und alles was rot und grün ist, hilft dem Blutaufbau. Sehr zu empfehlen ist eine Hühnerkraftsuppe, die mindestens drei Stunden auf kleiner Flamme gekocht bzw. geköchelt wird. Dabei wird das Knochenmark herausgekocht. Rindfleisch in Rotwein, aber auch Hühnerleber hilft der Blutbildung.

Weitere Mittel sind Chinesische Datteln, auch als Jujuben bezeichnet, in Rotwein angesetzt, oder auch Reis gemeinsam mit Jujuben gekocht. Eier und Walnüsse stärken das Nieren-*Jing*. Bier, vor allem dunkles, malzreiches, passt in das Schema.

Unbedingt vermeiden sollte man Kaffee, schwarzen Tee und scharfe Gewürze. Saunagänge sollte man unterlassen.

Säfte-*Jin-Ye*-Mangel erkennt man über Symptome wie Trockenheit der Augen, Haare und Schleimhäute, trockenen Stuhl oder trockene Verstopfung und insgesamt ein dürres, anämisches Erscheinungsbild. Durst und wenig Urin sind weitere Zeichen. Nachtschweiß mit Schlafstörungen, Wechseljahressymptomatik und ein empfindlicher Magen werden ebenfalls beobachtet.

Der Säftemangel ist oft die Folge von zu viel Hitze im Körper. Das Alter und die Wechseljahre spielen auch eine Rolle. Weitere Ursachen können Krankheiten sein, bei denen ein starker Säfteverlust einhergeht, wie z.B. Durchfälle, Erbrechen, starkes Schwitzen.

Verhaltensbedingte Ursachen können sein, dass jemand viel raucht, viel Kaffee oder schwarzen Tee oder über einen längeren Zeitraum erhitzende Gewürze wie Chili, Zimt, getrocknetes Ingwerpulver, usw. zu sich nimmt.

Der Therapieansatz liegt in der Erhöhung der Flüssigkeitszufuhr. Der Hauptgeschmack süß-erfrischend sollte gefördert werden, was mit Kompotten, gedämpftem oder blanchiertem Gemüse möglich ist. Bei Getreiden sind Dinkel und Weizen zu bevorzugen.

Milchprodukte wie Joghurt, Dickmilch, Milch und Kefir unterstützen zwar die Säftebildung, sind jedoch bei Milz-*Qi*-Mangel kontraproduktiv.

8.1.2.2 Fülle - Shi - Syndrome

Yin-**Fülle** ist verbunden mit einer Vermehrung von Substanz. Yin entsprechen Kälte, Materie und Substanz. Es überrascht nicht, dass Wucherungen, Zysten und Myome die materialisierte Form von Kälte-Stagnation darstellen, meist eine *Qi*-Stagnation mit Schleim. Geschwüre und Furunkel sind Zeichen einer Hitze-Stagnation, die wiederum zu Schleimansammlungen führen kann. Auch eine Blut-Stagnation ist ein solches Symptom.

Ursachen können Situationen sein, bei denen es sich staut, oder einfach nichts mehr fließt, Beispiele wären ein Schock, emotionale Frustration und unterdrückte Wut oder Zorn. Ernährungsbedingte Gründe können schon längerfristig bestehen, wie zu fette Speisen, viel Gebratenes, Fleisch und Wurst in Kombination mit Zucker. Oft ist die *Yin*-Fülle die Fortsetzung einer Säfte-Fülle. Der Auslöser für eine *Yin*-Fülle kann sowohl Kälte als auch Hitze sein. Wenn die Verdauungsorgane ihre Aufgaben nicht mehr korrekt erfüllen können, sind Stagnation, Schleimansammlungen und Verhärtungen die Folge.

Die Behandlung erfolgt mit Ernährung, Akupunktur und Kräutern. Ziel ist es, die Schleimansammlungen aufzulösen und die Stagnationen wieder durchgängig zu machen. Primär wird die Kräuterheilkunde eingesetzt, die Ernährungstherapie ist begleitend zur Unterstützung wichtig.

Die oben aufgeführten, für die *Yin*-Fülle ursächlichen Nahrungsmittel sind natürlich zu vermeiden. Die Grundlage für die begleitende Therapie mit

Nahrungsmitteln ist der bitter-salzige Geschmack. Hirse und Gerste sind die bevorzugten Getreidesorten. Algen, Miso, Pilze, Obst und Gemüse sind empfehlenswert. Gute kaltgepresste Öle können mit gutem Gewissen verwendet werden. Der Übersäuerung des Körpers sollte eine Alkalisierung entgegengesetzt werden. Dies kann mit überlegter Diätetik erfolgen.

Yang-Fülle erkennt man an Symptomen wie allgemeines Hitzegefühl, Abneigung gegen äußere Hitze, Schwitzen nach dem Essen, dunkler Urin und Durst. Ein roter Kopf, impulsives bis aggressives Verhalten, starker Körpergeruch, Verstopfung durch Hitze mit oft übelriechender Ausscheidung sind weitere Kennzeichen. Warme Hände und Füße sind üblich. Oft sind es Genussmenschen.

Aus unserer westlichen Sicht liegen eine Gallenproblematik, Bluthochdruck und seitliche Kopfschmerzen bis zur Migräne vor. Aus TCM-Sicht spielt das Leber-*Yang* mit.

Die Ursachen können ein angeborener *Yang*-Überschuss sein, heftige Emotionen, aber auch in der Ernährung begründet sein. Zuviel Fleisch, fette Speisen, scharfe Gewürze führen zu *Yang*-Überschuss und in der Folge zu *Yin*-Mangel.

Über die Ernährung kann man den *Yang*-Überschuss therapieren, indem man auf die oben erwähnte Ernährungsweise verzichtet und bitter-kaltkühlendende Geschmäcker bevorzugt. Das wäre viel Rohkost, Salate, Sprossen, Obst und Gemüse. Grüner Tee hat ebenfalls kühlende Eigenschaften. *Yin*-Typen sollten ihn allerdings im Winter meiden.

***Qi*-Fülle, *Qi*-Stagnation - *Qi-Zhi*:** Die Zunge ist normal oder rot an der Spitze und seitlich, der Puls saitenförmig. Seufzen ist ein äußeres Zeichen einer Leber-*Qi*-Stagnation, ebenso wie Prämenstruelles Syndrom mit Spannung in der Brust, Frustration, Depression und Flankenschmerzen. Bei einem Gefühl von Klos im Hals sowie bei Zysten, Myomen und Brustknoten liegt eine Leber-*Qi*-Stagnation mit Schleim vor. Es können sich auch psychische Schmerzen zeigen, wenn man „am Boden ist."

Die Leber-Energie kann durch Frustration stagnieren, auch bei Partnerschaftsproblemen. Weitere Ursachen wären, dass die Kreativität nicht zur

Diagnose

Entfaltung kommen kann, oder dass einfach zu viel Energie durch die Einnahme von Aufbaupräparaten vorliegt. In all diesen Fällen stockt der Energiefluss im Körper.

Deshalb ist der Therapieansatz, die gestaute Energie zum Fließen zu bringen, also das *Qi* bewegen und dadurch den Stau lösen. Dies kann durch Bewegung, Tanzen und Malen geschehen, aber auch durch Partnerwechsel und sich verlieben. Alkohol in geringen Mengen und Süßspeisen können die Leber nur kurzfristig entstauen. Tee trinken hilft auch, vor allem Jasminblütentee und Tees mit Rosenblättern, Frauenmantel oder Schafgarbe.

Das *Qi* lässt sich auch mit der Akupunktur bewegen, beispielsweise mit Di 4 *(Hegu),* Le 3 *(Taichong)* mit ableitender Nadeltechnik. Die chinesische Kräuterheilkunde bietet ebenfalls Möglichkeiten, wie beispielsweise das „Pulver der heiteren Gelassenheit" *(Xiao Yao San)*, welches die Leber-*Qi*-Stauung reguliert, die Milz stärkt und das Blut nährt.

Säfte-Fülle kann in Form von **Feuchtigkeitsansammlung** oder als **Feuchte-Hitze** vorkommen.

Feuchtigkeitsansammlung zeigt sich an einer blassen, geschwollenen Zunge mit Zahnabdrücken und durch eine gelblich matte Gesichtsfarbe. Weitere Zeichen sind Übergewicht, Verschleimung, Übelkeit und Darmträgheit mit einem breiigen Stuhl mit unverdauten Speiseresten. Symptome sind Trägheitsgefühl, Müdigkeit, Wasseransammlungen, Cellulitis, weißer Ausfluss und Pilzerkrankungen.

Feuchtigkeitsansammlungen haben immer mit einer Milz-*Qi*-Schwäche zu tun. Das Milz-*Qi* ist zu schwach, um die Feuchtigkeit zu bewegen. Die Zahnabdrücke auf der Zunge zeigen die Milz-*Qi*-Schwäche an. Auch zu viel Grübeln, vor allem nachts, schwächt die Milz. Weitere Ursachen sind eine Schwäche des *Yang*, besonders des Milz-*Yang* und eine Ernährung mit zu vielen Milchprodukten. Natürlich gibt es auch eine angeborene Milz-*Qi*-Schwäche.

Das Therapieprinzip ist das Ausleiten der Feuchtigkeit und die Stärkung der Milz. Als diätetische Maßnahme sollte man mindestens drei Monate lang auf Milchprodukte und gezuckerte Nahrungsmittel und Südfrüchte verzichten. Der Geschmack sauer zieht zusammen und bewahrt. Vorsicht ist auch mit Vollkornprodukten geboten, weil sie bei einer Milz-Schwäche nur schwer verdaut werden können und deshalb zu Schleimablagerungen im Körper führen. Auf jeden Fall sollte man den scharf-warmen Geschmack bevorzugen und aromatische Kräuter wie Kardamom und Ingwer in den täglichen Speiseplan einbauen. Beispielsweise kann man Kaffee mit Kardamom würzen. Feuchte Nahrungsmittel wie frisches Brot sollten vermieden werden. Besser sind trockenes oder getoastetes Brot, Knäckebrot oder abgelegenes Brot. Frisches Brot führt zu Blähungen.

In der Akupunktur können Punkte wie MP 9 - *Yinlingyuan* und MP 6 - *Sanyinjiao* in Kombination genadelt werden, sowie die Rücken-*Shu*-Punkte für den Dreifachen Erwärmer, Niere, Milz und Lunge.

In der chinesischen Kräuterheilkunde gibt es einige Pflanzen und Rezepte, die Feuchtigkeit ausleiten und die Milz stärken. Als Beispiel sei hier das „Beruhige-den-Magen-Pulver" *(Ping Wei San)* genannt, das den Magen harmonisiert, Feuchtigkeit auflöst und die Milz stärkt.

Feuchte-Hitze zeigt sich an einer roten Zunge, die gelblich, fettig belegt ist. Die Gesichtsfarbe ist gelblich glänzend. Sind die Augen gelblich rot dann zeigt dies an, dass die Hitze bereits in der Leber ist. Höhere Cholesterinwerte treten auf, wenn die Hitze mit der Leber zu tun hat. Hitze zeigt sich durch klebrigen, fetten, übelriechenden Stuhl und Durchfallneigung, dunklen Urin, gelben Ausfluss und penetranten Körpergeruch. Unangenehmer Mundgeruch und Übelkeit sind weitere Symptome.

Als Ursachen kommt infrage ein *Yang*-Überschuss, viel tierisches Eiweiß in Verbindung mit Zucker oder fette und süße Speisen in Kombination genossen und nicht zu vergessen süßlicher Alkohol, der die Feuchte-Hitze fördert. Essen vor dem zu Bett gehen ist auch nicht förderlich. Ein feuchtes und heißes Klima kann ebenfalls Ursache sein.

Therapieansatz ist einerseits die Vermeidung der oben erwähnten Ursachen und andererseits die Bevorzugung des bitter-kalten Geschmacks. Bitter reduziert die Hitze. Radicchio, Rucola und Löwenzahn als Salat oder letzterer als Tee reduzieren Hitze. Grüner Tee wirkt kühlend auf den Körper. Getreidekaffee, Blattsalate und Champignons sind ebenfalls zu empfehlen.

Diagnose

In der Kräuterheilkunde gebt es mehrere Rezepte, die auf unterschiedliche Weise Feuchte-Hitze auflösen. Ein Beispiel sei hier aufgeführt, nämlich das „Zwei-Wunder-Pulver" *(Er Miao San)*, welches Hitze klärt und Feuchtigkeit auflöst.

8.1.3 Kälte - *Han* und Hitze - *Re*

Beide pathogenen Faktoren, nämlich Kälte – *Han* und Hitze - *Re* können klimatisch bedingt in den Körper eindringen, aber auch im Inneren durch Umwandlungsprozesse oder durch Emotionen entstehen.

Kälte - *Han* erkennt man an einer blassen Zunge mit weißem, feuchtem Belag und einem langsamen Puls. Das Gesicht ist blass. Bei Hitze - *Re* ist die Zunge rot mit einem gelben, trockenen Belag und das Gesicht ist rot.

Beim Kälte-Syndrom bevorzugt der Patient Wärme, er hat eine Kälteaversion. Beim Hitze Syndrom ist es genau umgekehrt, er bevorzugt Kälte und hat eine Hitzeaversion. Das Verhalten beim Kältesyndrom ist eher ruhig, langsam und introvertiert, beim Hitzesyndrom ist es agitiert, schnell, reizbar und extrovertiert.

Der Patient mit Kälte-Syndrom ist durstlos, nimmt eher wenig warme Getränke zu sich und hat einen weichen Stuhl bis hin zur Diarrhö und viel klarem Urin. Hingegen hat der Patient mit Hitze-Syndrom Durst auf kalte Getränke, der Stuhl ist dunkel mit Obstipation, der Urin ist trüb, konzentriert und dunkelgelb.

8.1.4 Außen - *Biao* und Innen - *Li*

Der ganze Körper besteht aus *Biao* und *Li*. Als Außen – *Biao* versteht man den ganzen Körper und den Kopf, als Innen - *Li* nur die inneren Organe. Das Außen - *Biao* ist über das Meridiansystem - *Jing Luo* mit Innen - *Li* verbunden.

Wenn Äußere pathogene Faktoren wie Kälte, Hitze oder Wind als Ursache in die Körperoberfläche eindringen, können sie bei einem schwachen Aufrechten-*Zheng-Qi* oder bei einem starken pathogenen Faktor nicht abgewehrt werden. Sie dringen in tiefere Schichten ein und führen letztendlich zur Erkrankung der *Zang-Fu*-Organe. Eine weitere Ursache kann eine direkte innere Schädigung durch emotionalen und/oder körperlichen Stress sein. Auch Fehlernährung kann hier auf Dauer Schäden anrichten.

Sind die eingedrungenen pathogenen Faktoren an der Körperoberfläche, ist der Zungenbelag dünn, weiß oder gelb und der Puls an der Oberfläche - *Fu*. Sind sie bereits tiefer eingedrungen, fehlt der Zungenbelag oder er ist dick, wobei der Puls tief - *Chen* ist.

Symptome im Außen - *Biao* sind meist akut, Fieber mit Kälteaversion tritt auf und betroffen sind Haut, Meridiane und die Muskelschicht. Symptome im Innen – *Li* sind meist chronischer Natur, mit Fieber ohne Kälteaversion oder Kälteaversion ohne Fieber und betroffen sind die inneren *Zang-Fu*-Organe.

8.2 Übergänge und Sonderformen

Die Diagnostik erweist sich nicht immer als klar abgrenzbar. Übergänge und Sonderformen sind oft zu beobachten. Umso mehr sollte man mit den Mustern firm sein, um diese Erscheinungen erkennen und definieren zu können.

Oben Hitze – unten Kälte *(Shang Re Xia Han)* ist so eine Mischform. Warmer Oberkörper und Kopf, Schwindel, und ein Kältegefühl im Unterkörper, auch im Bauch. Viel heller Urin und kalte Füße unterstreichen diese Symptomatik.

Eine Erkrankung kann auch mit einem Kälte-Syndrom beginnen und sich in ein Hitze-Syndrom umwandeln, und umgekehrt.

Zu einem chronischen Innen-Hitze-Syndrom kann auch ein akutes Außen-Kälte-Syndrom dazukommen. Es geht auch anders. Zu einem chronischen Innen-Kälte-Syndrom kann sich eine Außen-Hitze-Symptomatik gesellen.

Liegt eine Pseudo-Hitze mit Hitze Zeichen vor, kann ein Kälte-Syndrom dahinter stehen. Bei einer Pseudo-Kälte können Anzeichen einer Kälte-Symptomatik bestehen und dennoch liegt ein Hitze-Syndrom zugrunde.

Diagnose

Bei einer solchen widersprüchlichen Symptomlage können die Puls- und Zungendiagnose zur Klärung beitragen. Zusätzlich können verschiedene Symptome wie viel heller oder wenig dunkler Urin, Verlangen nach warmen oder kalten Getränken oder ob der Patient Wärme oder Kälte bevorzugt, weitere Hinweise geben.

8.3 Weitere Betrachtungen

Zusätzlich Aufschluss über das vorliegende Ungleichgewicht und auf das Krankheitsbild kann die Beobachtung des *Qi*-Flusses im Körper in 24 Stunden geben. Siehe hierzu die folgende **Abbildung 1**Abbildung 31.

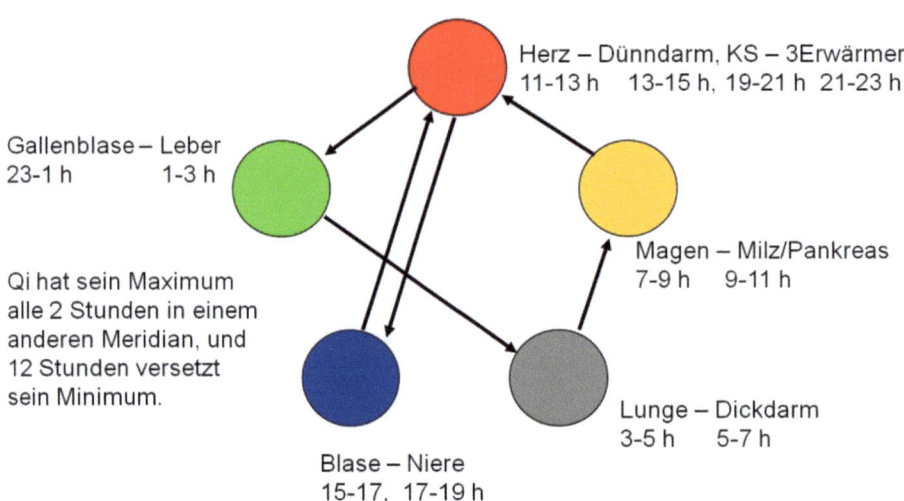

Abbildung 31: Qi wandert in 24 Stunden durch den Körper und die Meridiane.

Schwachstellen und deren Auswirkungen im System kann man erkennen, wenn man beobachtet, um welche Tageszeit welche Symptome verstärkt auftreten. In welchem Meridian befindet sich der Hauptteil des *Qi* gerade? Danach lässt sich auf den betroffenen Meridian oder das Organ schließen.

Der Fluss von *Qi* und Blut–Xue – wurde bereits weiter oben in Kap.6.1 „Die Meridiane und die Fünf „Elemente" beschrieben.

Die Betrachtung von Symptomen nach den Fünf Wandlungsphasen („5 Elemente") und deren Zusammenhänge lässt weitere Schlüsse zu. Sind die *Zang-Fu*-Organe im Hervorbringungszyklus oder im Überwältigungs-Zyklus? Beispiel: Holz greift Erde an oder die Leber attackiert den Magen. Siehe hierzu auch das Kap. 4.2.

8.4 Pathogene Faktoren

Alle Einflüsse aus der Innen- und Außenwelt, die krank machen können indem sie das Aufrechte-*Zheng-Qi* in Ausmaß und Verteilung beeinträchtigen, werden als pathogene Faktoren bezeichnet. Dabei kann es sich auch um Emotionen handeln oder auch um Faktoren, die im Körper selbst entstanden sind.

Die Sechs klimatischen Faktoren sind Wind, Kälte, Hitze, Sommer-Hitze, Nässe oder Feuchtigkeit und Trockenheit. Auch epidemische Faktoren wie z.B. Masern und Windpocken sind solche pathogene Faktoren.

Die Sieben emotionalen Faktoren Zorn (Leber), übertriebene Freude (Herz), Sorge (Lunge-Milz), Grübeln (Milz), Trauer (Lunge, Herz), Angst (Niere) und Schock (Niere, Herz) haben ebenfalls pathogene Auswirkungen auf den Organismus.

Physische Über- oder Unterbelastung kann zu Ansammlungen von Flüssigkeiten und Schleim führen, aber auch zu Blut-Stasen.

Ernährungsfehler und das pathogene Potential von Nahrungsmitteln wie beispielsweise Milch, Zucker, Rohkost, usw. können sich schädigend auf den Körper auswirken.

Schließlich sind noch Traumen und Parasiten als pathogene Faktoren zu erwähnen.

Diagnose

8.5 Chinesische Puls- und Zungendiagnose

Pulsfühlen und Zungendiagnose sind zwei wesentliche Pfeiler der Diagnose in der TCM. Dabei geht es darum festzustellen, „was ist aus dem Gleichgewicht?".

Erst mit einer ordentlichen „chinesischen" Diagnose ist die Grundlage für eine TCM-Behandlung mit Akupunktur, Moxa, usw. geschaffen. Die Zungendiagnose bringt zusätzliche Informationen zur Pulsdiagnose. Beide gemeinsam ergeben mit der Anamnese die Grundlage für eine TCM-Behandlung.

Erst das vertiefte Verständnis und das Kennen der verschiedenen Pulsarten ermöglichen uns einen Blick in das Geschehen und somit das Ungleichgewicht im Körper. Wir werden die einzelnen Pulsarten und Zungenbilder und deren Bedeutungen aufführen.

Die Zungenbilder widersprechen oder bestätigen das gefundene Krankheitsmuster oder Ungleichgewicht. Wie gehen wir mit den Diskrepanzen um und was können sie diagnostisch bedeuten?

8.5.1 Pulsdiagnose

Als „Pulsdiagnose" bezeichnet man das Tasten oder Fühlen des Pulses am Handgelenk. Dabei werden an beiden Händen entlang der Arteria radialis je drei Positionen *Cun*-Zoll, *Guan*-Schranke und *Chi*-Elle, mit den Fingern getastet, und zwar in den drei verschiedenen Tiefenstufen oberflächlich – *Fu*, mittig - *Zhong* und tief/unten - *Chen*. Dabei ist die Art des Pulsfühlens tasten –*Ju,* suchen – *Xun* und drücken – *An*.

Die dabei „erfühlten" Zustände geben ein recht gutes Bild des Zustands des Patienten.

Im Folgenden werden die Grundlagen und Historisches zum Pulstasten erläutert, danach erfolgt die Betrachtung der einzelnen Pulsbilder, letztlich die Erkenntnisse aus den Kombinationen von Pulsqualitäten, und die Bedeutung von Mischpulsen.

Diagnose

Das Pulsfühlen als Methode ist bereits im 2.Jh v.Chr. im *Huangdi Neijing* schriftlich erwähnt. Im *Mai Jing,* dem Puls Klassiker von *Wang Shu-He*, ca. 250 n. Chr., sind die Pulstaststellen und die verschiedenen Pulsqualitäten mitsamt ihrer Deutung klassifiziert.

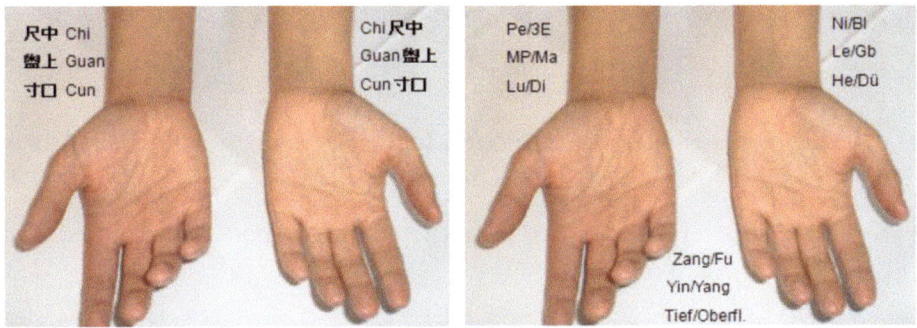

Abbildung 32: Pulstaststellen nach dem „ *Mai Jing*" von *Wang Shu-He* (3.Jh..n.Chr.)

Puls tasten 号 脉 hào mài

<u>Mai Jing, Wang Shu-He</u>   <u>Links</u> 左 zuo   <u>Rechts</u> 右 yòu
(3.Jhdt.n.Chr.)

Cun 寸口	oberflächlich tief	Dünndarm Herz 心	Dickdarm Lungen 肺
Guan 盥上	oberflächlich tief	Gallenblase Leber 肝	Magen Milz 脾
Chi 尺中	oberflächlich tief	Blase Nieren 肾	3 E Perikard 心包 (re.Niere) 右肾

Diagnose

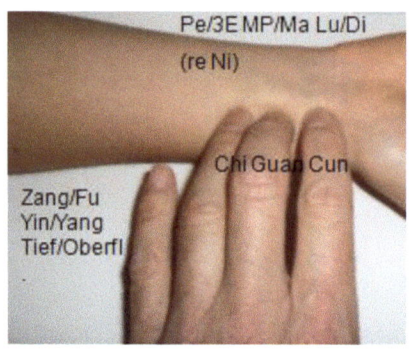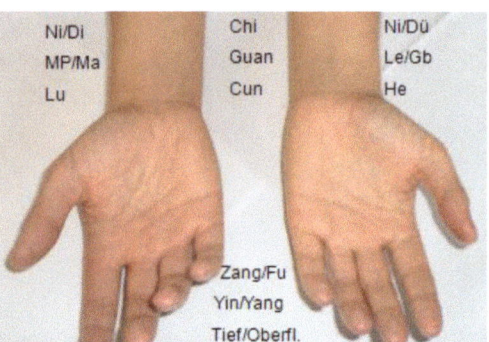

Abbildung 33: (links) Pulstasten nach dem „*Mai Jing*", (rechts) nach dem "*Bin Hu Mai Xue*" von Li Shi-Zhen (1564).

Spätere Ärzte veränderten und präzisierten die Methode, die im heutigen China nach wie vor verwendet wird.

Im 16. Jhdt. überprüfte der Arzt *Li Shi-Zhen* die bis dahin bestehenden Pulsbilder und Deutungen, ergänzte sie mit seinen eigenen Erfahrungen und fasste sie in seinem Werk „*Bin Hu Mai Xue*" - „Einfache Erklärung der Pulsstudien des „*Binshu*-Sees" zusammen.

	Links	**Rechts**
Cun	Herz	Lunge
Guan	Leber / Gallenblase	Milz / Magen
Chi	Niere / Dünndarm	Niere / Dickdarm

Zhang Jie-Bin (1563-1640) hat (1624) in seinem Buch *Jing Yue Quan Shu*, welches auf den Theorien des *Bin Hu Mai Xue* von *Li Shizhen* (1564) basiert, folgendes beschrieben:

Pulse auf der rechten Seite entsprechen den *Zang Fu* - Organen, die mit der Erzeugung und Transformation von *Yang Qi* in Verbindung stehen. Pulse der linken Seite gehören zu den Organen, die mit Erzeugung und Speicherung von *Yin* Blut zu tun haben. Jedenfalls stehen diese Betrachtungen in

Widerspruch zur Theorie im *Bin Hu Mai Xue*, in dem links die *Yang*-Seite und rechts die *Yin*-Seite sind.

Dennoch entspricht die Beschreibung von *Zhang Jie-Bin* dem heute verwendeten System. Die Ebene, in der der Puls gefühlt wird, sagt nichts mehr über das Organ aus. Zeichen und Symptome der anderen Untersuchungen, wie z.B. das Zungenbild, werden herangezogen. Ein möglicher Rückschluss auf das jeweilige Organ kann sozusagen aus dem Zusammenhang hervorgehen.

In seinem Buch *Jing Yue Quan Shu* beschreibt er die folgende Zuordnung der Pulstaststellen:

	Links	**Rechts**
Cun	Herz und Zentrum der Brust *(Dan Zhong)*	Lunge und Zentrum der Brust *(Xiong Zhong)*
Guan	Leber / Gallenblase	Milz / Magen
Chi	Niere und Abdomen (Blase & Dünndarm)	Niere und Abdomen (Dickdarm)

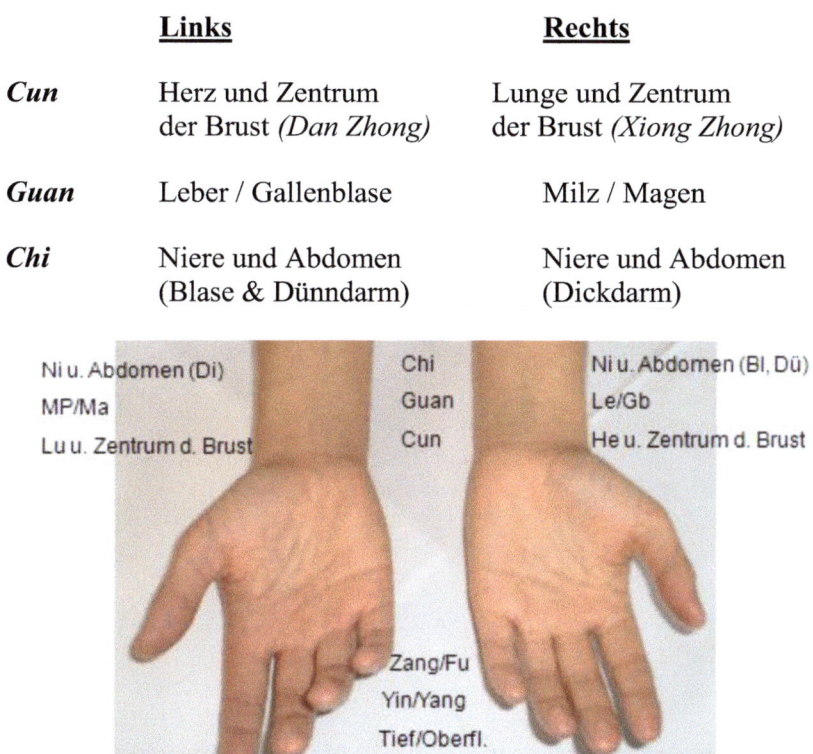

Abbildung 34: Pulstaststellen nach dem „*Jing Yue Quan Shu*" von *Zhang Jie-Bin* (1624).

Diagnose

> Der Puls ist der Bote von *Qi* und Blut.

Hua Tuo war ein angesehener und berühmter Arzt in der östlichen *Han*-Dynastie im 2. Jh..n.Chr. Seine Interpretationen der Hauptpulsbilder sind nach wie vor gültig und geben einen guten Eindruck davon, was man beim „Pulsfühlen" erkennen und interpretieren kann. Bob Flaws [10] hat *Hua Tuo´s* Interpretationen wie folgt beschrieben:

Der Puls ist der Bote von Qi und Blut.

Sind Qi und Blut im Übermaß vorhanden, dann ist auch der Puls übermäßig.

Sind Qi und Blut geschwächt, dann ist auch der Puls geschwächt.

Wenn Qi und Blut heiß sind, so ist der Puls schnell.

Wenn Qi und Blut kalt sind, ist er langsam.

Befinden sich Qi und Blut in einem normalen Zustand, dann ist der Puls gemäßigt...

Verschiedene schnelle Pulse zeigen Hitze an,

Verschiedene langsame Pulse zeigen Kälte an;

Die verschiedenen festen Pulse zeigen Schmerzen an;

Die oberflächlich treibenden Pulse zeigen Wind an;

Die schlüpfrigen Pulse zeigen Leere an;

Die versteckten Pulse zeigen Sammeln an;

Die langen Pulse zeigen Fülle an;

Die kurzen Pulse zeigen Leere an;

Weiterhin werden alle kurzen, rauen, tiefen, langsamen und versteckten Pulse dem Yin zugeschrieben.

Die schnellen, schlüpfrigen, langen, oberflächlich treibenden und festen Pulse aber werden dem Yang zugeschrieben.

Hua Tuo's Interpretationen finden auch heute noch breite Zustimmung in der TCM.

8.5.1.1 Die Pulsqualitäten

Vier grundlegende Pulsqualitäten kann man an den Pulstaststellen erkennen, nämlich oberflächlich, tief, langsam und schnell. Auf diese Weise bekommt man ein grobes Bild, was der Puls über den Zustand im Körper aussagt. Natürlich muss in der Folge weiter differenziert werden.

Ein Oberflächenpuls ist bereits bei leichtem Fingerdruck tastbar. Er zeigt ein äußeres Krankheitsgeschehen an. Ist er oberflächlich und kräftig, zeigt er eine *Yang*-(Über-)Fülle an. Zeigt er sich oberflächlich und schwach, so deutet dies auf einen *Yang*-Mangel bzw. eine Schwäche von *Yang*-Organen. Oft werden weitere Kriterien berücksichtigt. Wird der oberflächliche Puls noch wahrgenommen: oberflächlich treibend, zwiebelstängelartig, trommellederartig? Er kann auch weich oder aufgeweicht, leer, wogend oder zerstreut sein.

Ein tiefer Puls ist erst bei kräftigem Druck in der Tiefe tastbar. Dies zeigt ein inneres Krankheitsgeschehen an. Ist er tief und kräftig, weist er auf Schmerzen oder eine Entzündung hin. Zeigt er sich tief und schwach, so deutet dies auf eine Schwäche der *Yin*-Organe. Ein tiefer Puls kann auch versteckt, eingeengt oder schwach sein.

Ein langsamer Puls mit weniger als 4 Pulsschlägen pro Atemexkursion deutet auf Kälte, Schwäche oder Mangelschädigung hin. Ein langsamer Puls kann auch verknotet, regelmäßig unterbrochen oder auch rau sein.

Ein schneller Puls mit mehr als 4-5 Pulsschlägen pro Atemexkursion zeigt Hitze im Körper an, die durch eine Entzündung, Fieber oder Erregung

Diagnose

begründet sein kann. Ein schneller Puls kann auch überstürzt, rasend oder beweglich sein.

Im Folgenden sind noch weitere Kriterien für Pulsqualitäten aufgeführt:

Der (Über-)-Fülle-Puls wurde bereits bei den oberflächlichen Pulsen erwähnt. Ist er generell voll, kräftig und breit, so zeigt er eine Hitzeeinwirkung im Körper an, wie Fieber oder einen Stau im Blut- oder Lymphsystem.

Ein gespannter, harter Puls, wie eine Gitarrensaite, weist auf Schmerzen, Anspannung, Stress durch eine Wind-Schädigung hin, kann aber auch auf einen Stau im Blutfluss oder mit den Emotionen sein.

Seelische oder körperliche Erschöpfung oder Schwächezustände erkennt man an einem weichen und leicht abdrückbaren Puls.

Sind die Pulsschläge kaum differenzierbar und fühlen sich an, wie in Pudding gepackt, kann man von einer Feuchtigkeitsbelastung im Körper ausgehen.

Zusammenfassend kann man sagen, dass das Pulsfühlen eine wichtige Methode und Teil der TCM-Diagnose ist. Mehr als 2000 Jahre an Erfahrungen stehen hinter dieser Methode. In dieser Zeitspanne haben sich chinesische Ärzte immer wieder kritisch damit auseinandergesetzt und sie weiterentwickelt.

Gemeinsam mit anderen Diagnosemethoden wie z.B. Zungendiagnose, Acht Leitkriterien - *Ba Gang* - stellt das Pulsfühlen eine wesentliche Grundlage für eine ordnungsgemäße TCM-Behandlung dar.

Zum Erlernen des Pulstastens ist es wichtig einerseits die Standarddefinitionen genau zu kennen und andererseits durch viele praktische Übungen und Erfahrungen ein Gefühl dafür zu entwickeln.

8.5.1.2 Die 29 Pulsbilder

Die Pulsbilder werden in zwei verschiedenen Quellen unterschiedlich eingeordnet, wie in der Zusammenstellung in 8.5.1.2.2 *Bing Mai* ersichtlich ist. Normal gedruckte Zahlen stehen für die Nummerierung in Quelle [10] - Bob Flaws: die fett gedruckten Zahlen in Klammern für die Nummerierung in Quelle [4], also C. Focks, N. Hillenbrand.

Bei Bob Flaws sind 29 Pulse beschrieben und bei C. Focks 28. Dr. (TCM) Gunter Neeb [11] kennt ebenfalls 29 Pulse und beschreibt den Puls *Da Mai*, den auch Bob Flaws als 26. Puls aufführt.

Die folgenden Handskizzen lehnen sich an die Bilder von C. Focks, N. Hillenbrand [4].

8.5.1.2.1 *Ping Mai*, der normale Puls

Gleich vorweg die Antwort zum „normalen" Puls in der TCM. Er wird im Chinesischen als *Ping Mai* bezeichnet und zeigt drei wesentliche Kriterien in der klassischen Betrachtung: er hat „Magen" – *you Wei*, er hat „Geist" – *you Shen* und er hat „Wurzel" – *you Gen*.

Er hat „Magen", wenn er in der *Guan*- Position, also an der Pulstaststelle Magen/Milz ruhig und mit sanfter und langsamer Qualität zu fühlen ist. Die normale Pulsfrequenz ist etwa 4 Pulsschläge pro Atemzyklus. Der „Geist" ist oberflächlich an der *Cun*- Position zu erkennen und zeigt eine normale Funktion des Ursprungs-*Yuan–Qi* an. Die „Wurzel"- *Gen* ist besonders an der *Chi*-Position wahrzunehmen, also eher tief. Dieser Puls zeigt eine spürbare Kraft und Vitalität an!

Hat ein Puls alle diese drei Kriterien aufzuweisen, kann er als günstig angesehen werden, auch wenn er ansonsten krankhaft verändert ist.

8.5.1.2.2 *Bing Mai* – krankhafte Pulse

Wie oben erwähnt, verwenden wir hier der Übersicht halber die Einteilung und Nummerierung beider Quellen (Flaws und Focks):

1.(1.) *Fu Mai*, oberflächlich treibender Puls,

2.(5.) *Ge Mai*, Trommelleder-Puls,

3.(22.) *Hong Mai*, wogender oder flutender Puls,

4.(14.) *Xu Mai*, leerer Puls,

5.(2.) *Kou Mai*, Zwiebelstängel-Puls,

6.(4.) *San Mai*, zerstreuter Puls,

7.(3.) *Ruan Mai* (oder *Ru Mai*), aufgeweichter Puls,

8.(6.) *Chen Mai*, tiefer Puls,

9.(16.) *Ruo Mai*, schw. Puls: tief, fein, weich, wie ein Faden.

10.(7.) *Fu Mai*, verborgener oder versteckter Puls,

11.(8.) *Lao Mai*, fixierter, eingeengter Puls,

12.(9) *Chi Mai*, langsamer Puls

13.(10.) *Huan Mai*, träger, gemäßigter, entspannter Puls,

14.(11.) *Shuo Mai*, schneller Puls,

15.(12.) *Ji Mai*, rasender Puls,

16.(20.) *Shi Mai*, voller Puls,

17.(23.) *Xian Mai*, Bogensehnen-Puls,

18.(21.) *Jin Mai*, straffer, fester Puls,

19.(25.) *Chang Mai*, langer Puls,

20.(18.) *Duan Mai*, kurzer Puls,

21.(13.) *Dong Mai*, beweglicher Puls,

22.(24.) *Hua Mai*, schlüpfriger Puls,

23.(19.) *Se Mai*, rauer Puls,

24.(17.) *Xi Mai*, feiner Puls,

25.(15.) *Wei Mai*, verschwindender Puls,

26.(---) *Da Mai*, großer Puls, (Anm.: G. Neeb Skript [11])

7.(27.) *Jie Mai*, verknoteter Puls,

28.(28.) *Dai Mai*, regelmäßig unterbrochener Puls,

29.(26.) *Cu Mai*, überstürzter oder hastiger, ungleichmäßig unterbrochener Puls;

Diagnose

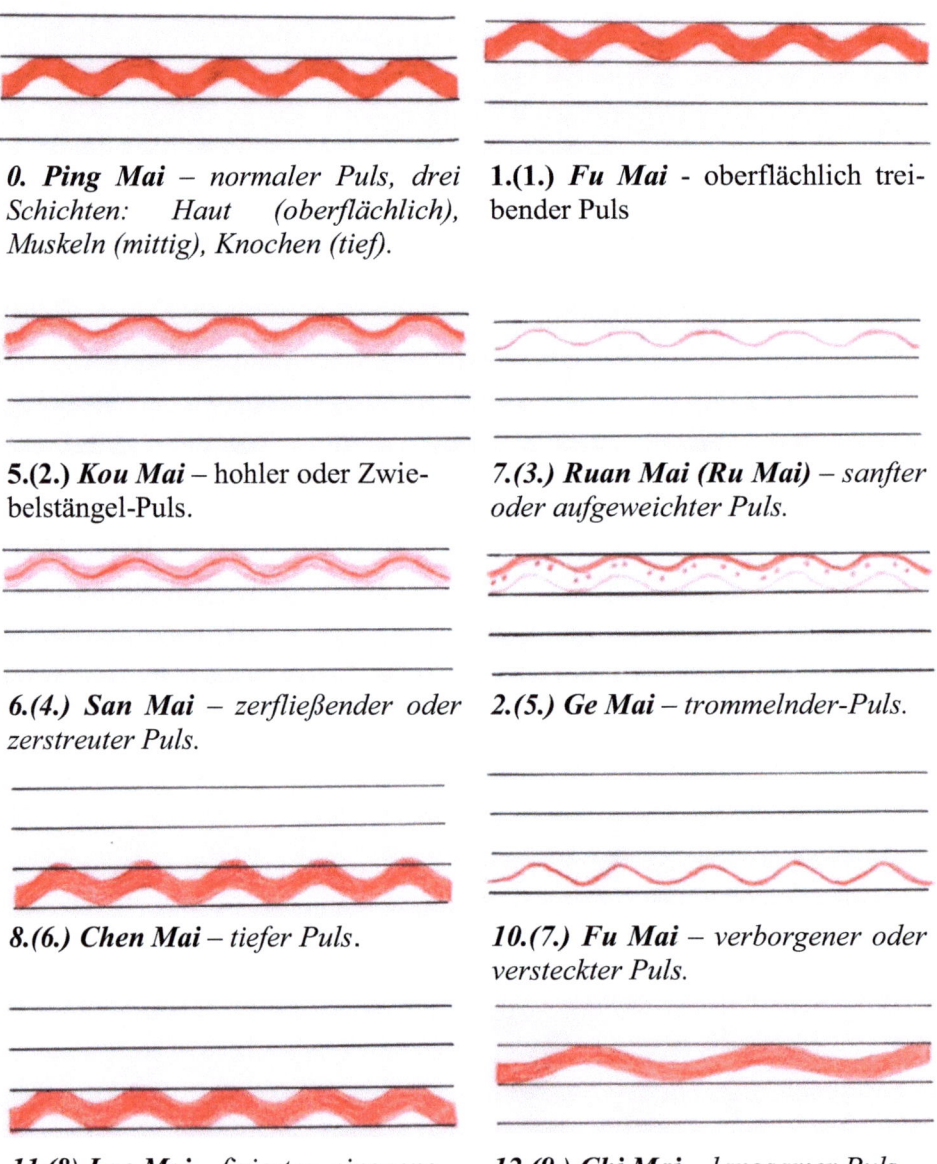

0. Ping Mai – normaler Puls, drei Schichten: Haut *(oberflächlich)*, Muskeln *(mittig)*, Knochen *(tief)*.

1.(1.) Fu Mai - oberflächlich treibender Puls

5.(2.) Kou Mai – hohler oder Zwiebelstängel-Puls.

7.(3.) Ruan Mai (Ru Mai) – sanfter oder aufgeweichter Puls.

6.(4.) San Mai – zerfließender oder zerstreuter Puls.

2.(5.) Ge Mai – trommelnder-Puls.

8.(6.) Chen Mai – tiefer Puls.

10.(7.) Fu Mai – verborgener oder versteckter Puls.

11.(8) Lao Mai – fixierter, eingeengter Puls.

12.(9.) Chi Mai – langsamer Puls.

Diagnose

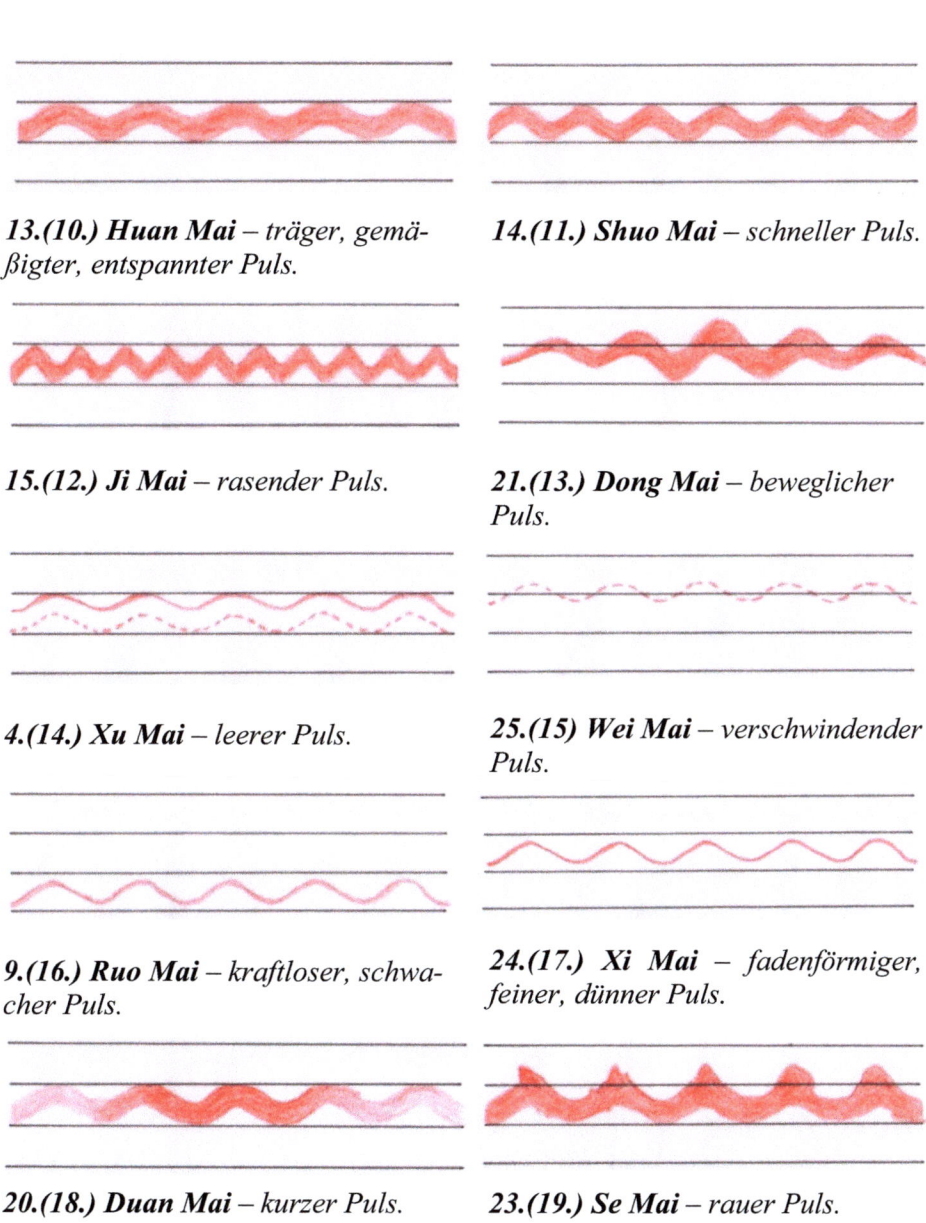

13.(10.) Huan Mai – träger, gemäßigter, entspannter Puls.

14.(11.) Shuo Mai – schneller Puls.

15.(12.) Ji Mai – rasender Puls.

21.(13.) Dong Mai – beweglicher Puls.

4.(14.) Xu Mai – leerer Puls.

25.(15) Wei Mai – verschwindender Puls.

9.(16.) Ruo Mai – kraftloser, schwacher Puls.

24.(17.) Xi Mai – fadenförmiger, feiner, dünner Puls.

20.(18.) Duan Mai – kurzer Puls.

23.(19.) Se Mai – rauer Puls.

Diagnose

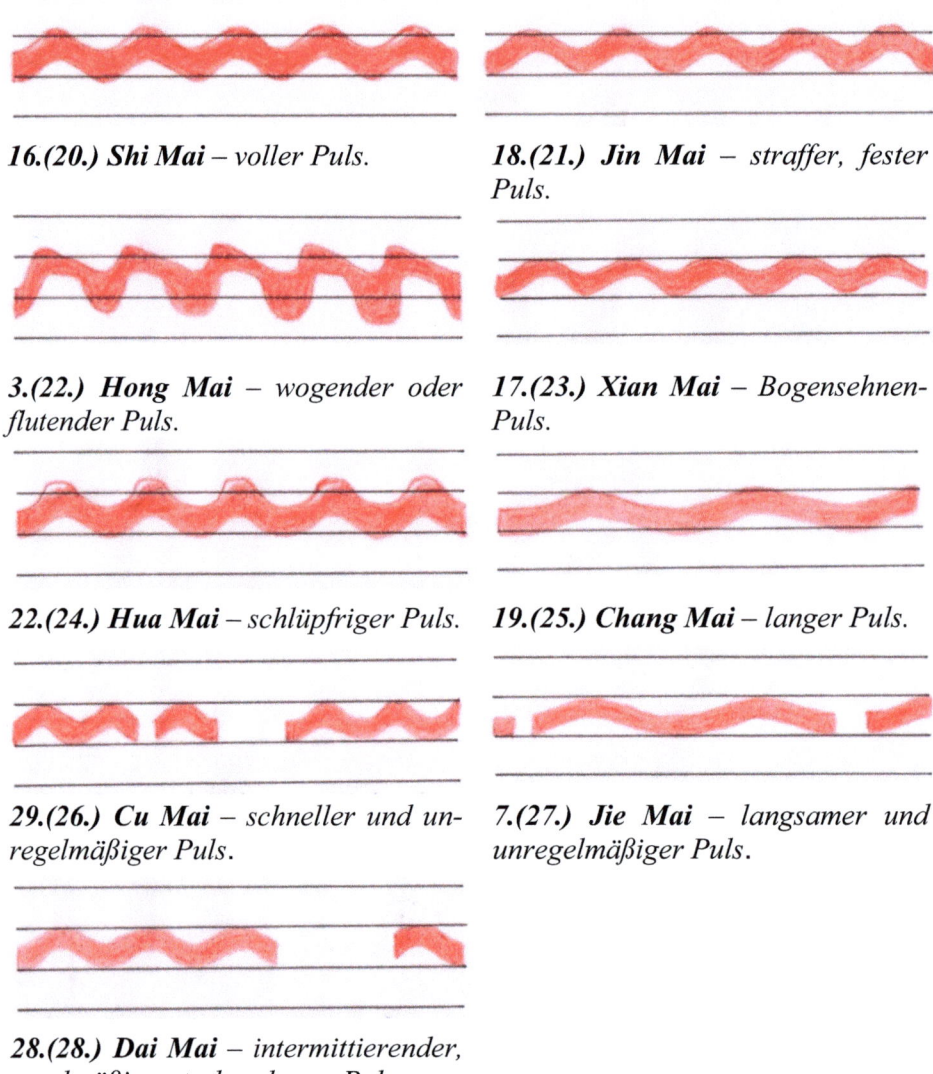

16.(20.) Shi Mai – voller Puls.

18.(21.) Jin Mai – straffer, fester Puls.

3.(22.) Hong Mai – wogender oder flutender Puls.

17.(23.) Xian Mai – Bogensehnen-Puls.

22.(24.) Hua Mai – schlüpfriger Puls.

19.(25.) Chang Mai – langer Puls.

29.(26.) Cu Mai – schneller und unregelmäßiger Puls.

7.(27.) Jie Mai – langsamer und unregelmäßiger Puls.

28.(28.) Dai Mai – intermittierender, regelmäßig unterbrochener Puls.

1.(1.) *Fu Mai* – oberflächlich treibender Puls:

Diesen Puls spürt man bereits bei leichtem Druck an der Hautoberfläche. Drückt man ein klein bisschen mehr, nimmt man ihn schwächer wahr oder er verschwindet komplett. Er wird auch als vergleichbar mit einem Stück Holz, das an der Wasseroberfläche schwimmt, beschrieben.

Er zeigt ein Außen-Syndrom – *Biao Zheng* an. Ist er kraftlos, so deutet dies auf einen Mangel bzw. ein Leere-Muster hin. Als *Yang*-Puls deutet er meist auf bei durch Wind verursachte Krankheitsmuster, aber auch auf äußere Einwirkungen auf den Körper und bei Mustern, die an der Körperoberfläche lokalisiert sind.

5.(2.) *Kou Mai*, Hohler oder Zwiebelstängel-Puls:

Man kann sich diesen Puls vorstellen, wie wenn man auf einen Zwiebelstängel drückt. Er fühlt sich außen kräftig an, man spürt jedoch bei leicht steigendem Druck den „Hohlraum" darunter. Er ist oberflächlich, groß und innen hohl.

Er zeigt starken akuten Blutverlust an, aber auch eine Schädigung der Körpersäfte *Jin-Ye*. Im Prinzip kann man sagen, dass keine Flüssigkeit im Blutgefäß zu spüren ist, was man als hohl wahrnimmt.

7.(3.) *Ruan Mai* (oder *Ru Mai*), sanfter od. aufgeweichter Puls:

Wahrnehmbar ist dieser oberflächlich treibende Puls als sanft und aufgeweicht. Er ist sehr dünn, fein, weich, nachgiebig und kraftlos. Daher verschwindet er auch bei stärkerem Druck.

Er zeigt sich bei *Yin*-Leere-Mustern, bei deutlichem Mangel an *Qi* und Blut-*Xue* und bei Feuchtigkeitsretention. Außerdem kann man Zustände erkennen, in denen die Niere leer, das Mark erschöpft und die Essenz-*Jing* beschädigt ist.

Diagnose

6.(4.) *San Mai*, Zerfließender oder zerstreuter Puls:

Dieser oberflächliche Puls wirkt „zerstreut" und ist bei leichtem Druck spürbar. Bei zunehmendem, ab mittelstarkem Druck wird er allmählich hohl und ist bei weiterer Druckzunahme nicht mehr spürbar. Beim Tasten wirkt er eher unregelmäßig und unbestimmt.

Oft zeigt er einen ernsthaften Krankheitszustand an. Das Ursprungs-*Yuan-Qi* ist zerstört, einhergehend mit einem großen Verlust an *Qi* und Blut-*Xue*. Bei Frauen nach der Entbindung stellt sich dieser Puls ein. Kritische Schwäche- und Verfallszustände des Nieren-*Qi* zeigen sich durch zerstreute Pulse. Bob Flaws [10] merkt an: *"Beobachtet man das Auftreten eines zerstreuten Pulses im Verlauf einer Krankheit, so kommt dies dem Todesurteil des Patienten gleich"*. Dies beschreibt ganz gut die Ernsthaftigkeit dieses Pulsbildes bei schweren Krankheiten.

2.(5.) *Ge Mai*, Trommelleder-Puls:

Diese Pulsart kann man sich gut vorstellen, wenn man zum Vergleich eine Trommel hernimmt. Oberflächlich sehr gespannt, straff und hart und darunter hohl. In der tiefen Schicht ist er leer.

Er wirkt groß und gespannt wie eine Bogensehne und ist nur an der Oberfläche deutlich spürbar. Unter Druck dagegen wird er leer. Das Äußere ist fest, das Innere hohl. Er zeigt sich bei Mustern mit starkem Übermaß an äußerer Kälte, welche die Körperoberfläche sehr anspannt.

Er weist auf einen Mangel an Essenz-*Jing*, *Yin* und Blut-*Xue* hin, was besonders bei Männern mit schweren und chronischen Schädigungen der Fall sein kann. Bei Frauen geht er manchmal mit einer Fehlgeburt einher.

8.(6.) *Chen Mai*, tiefer Puls:

Der *Chen Mai* gehört zur Kategorie der *Yin*-Pulse und liegt daher tief, nahe am Knochen in den Muskeln. Er ist erst bei starkem Druck in der dritten, tiefsten Schicht deutlich spürbar.

Diagnose

Innen-Syndrom-Erkrankungen werden angezeigt, hauptsächlich in Fällen, bei denen sich „Übles" *Qi* im Inneren versteckt hat. Manchmal kommt er auch bei *Qi*- Stagnation oder Leere-Mustern vor.

10.(7.) *Fu Mai*, verborgener oder versteckter Puls:

Den „verborgenen" Puls muss man mit noch mehr Druck auf Sehnen und Knochen als beim *Chen Mai* suchen.

Er weist auf pathogene Faktoren hin, die tief im Inneren des Körpers lokalisiert sind. Das können oft auch starke innere Blockaden sein, wie Kälte oder starke Schmerzen, aber auch ein schwergradiger Mangel an *Yin* und Blut-*Xue*.

11.(8.) *Lao Mai*, fixierter, eingeengter Puls:

Der *Lao Mai* ist groß, kraftvoll und lang und hat die gespannte Qualität einer Bogensehne. Er kann nur in der Tiefe gespürt werden, da er in den Muskeln zwischen dem *Chen Mai* und dem Fu Mai verläuft.

Der *Lao Mai* kommt bei Mustern von Anhäufungen und Ansammlungen vor und zeigt ernsthafte Erkrankungen mit Blockaden und Schmerzen an.

12.(9.) *Chi Mai*, langsamer Puls:

Der *Chi Mai* ist mit weniger als vier Pulsschlägen pro Atemzug (<60/min.) langsamer als der normale Puls und gehört zu den *Yin*-Pulsen.

Er zeigt sich hauptsächlich bei inneren Krankheitsmustern, die in den Speicher-*Zang*-Organen lokalisiert sind, aber auch bei *Yin*- und Kälte-Mustern.

Ist er gleichzeitig oberflächlich treibend, so deutet dies auf eine *Yang*-Leere an der Körperoberfläche hin. Liegt er hingegen tief, so kann man von einer ausgeprägten Schwäche des „Feuers" im Körperinneren ausgehen.

13.(10.) *Huan Mai*, träger, gemäßigter, entspannter Puls:

Auffällig ist seine normale Pulsfrequenz von 4 Pulsschlägen pro Atemzug, zeigt sich jedoch beim An- und Abfluten eher träge und behäbig, wie wenn er schlüpfrig wäre. Er zeigt somit Feuchtigkeit oder einen Mangel an. Er kann sich auch bei eingedrungener Nässe zeigen.

Jedoch Vorsicht bei der Interpretation! Bei gesunden Menschen ist er ein normaler Puls und somit nicht krankhaft! Nach dem Essen zeigt der *Huan Mai* z.B. an, dass noch „irgendetwas" im Blut mitschwimmt!

14.(11.) *Shuo Mai*, schneller Puls:

Der *Shuo Mai* ist eindeutig ein beschleunigter Puls mit mehr als fünf Pulsschlägen pro Atemexkursion, was einer Pulsfrequenz von mehr als 100 Schlägen pro Minute entspricht.

Somit ist er ein *Yang*-Puls und zeigt Hitze-Muster in Palast-/Hohl – *Fu* - Organen an. Zeigt er sich tief und kräftig, bedeutet dies ein Übermaß an Hitze und „Feuer" im Körperinneren. Ist er jedoch oberflächlich treibend und weniger kräftig, so weist dies auf ein *Yin*-Leere-Muster hin.

15.(12.) *Ji Mai*, rasender Puls:

Der *Ji Mai* ist die Steigerung des *Shuo Mai*. Er hat 7-8 Pulsschläge pro Atemexkursion, was einer Pulsfrequenz jenseits von 120 pro Minute entspricht.

Er fühlt sich extrem erregt an und wirkt sehr drängend. Der *Ji Mai* ist ein Zeichen für extremen *Yin*-Mangel mit *Yang*-Überschuss, wobei das Ursprungs-*Yuan-Qi* schwindet. Er zeigt ein Übermaß an *Yang-Qi*, wobei das *Yin-Qi* Gefahr läuft, einzutrocknen.

Diesen Puls kann man auch kurz vor einer Entbindung beobachten.

21.(13.) *Dong Mai*, beweglicher Puls:

Der *Dong Mai* ist am deutlichsten an der Schranken – *Guan* - Pulsstelle zu spüren. Er wirkt wie eine „Bohne am Stängel", d.h. er ist schlüpfrig, kräftig, schnell und bewegt sich hin und her.

Er zeigt Angstzustände, bei akuten Schmerzen, sowie Krankheiten, die durch Schrecken verursacht worden sind, an. Manchmal kann man ihn auch während der Schwangerschaft beobachten.

4.(14.) *Xu Mai*, leerer Puls:

Diesem Puls mangelt es an allem, nämlich an Blut-*Xue* und an *Qi*. Er ist schwach, weich, groß, langsam und träge und wird bei leichtem Druck sofort kraftlos und bei etwas mehr Druck leer. Er zeigt sich auch bei durch Sommerhitze verursachten Schädigungen.

25.(15.) *Wei Mai*, verschwindender Puls:

Der „verschwindende" Puls *Wei Mai* ist sehr fein und sehr zart. Manchmal ist er spürbar und manchmal auch nicht. Oft ist er nur bei ganz leichtem Druck tastbar. Er kommt bei allen ernsthaften Krankheiten mit allgemeinem *Yin-*, *Yang*, *Qi*- oder Blut – *Xue* - Mangel vor.

Meistens zeigt er einen bedrohlichen *Yang*-Mangel mit Zuständen ausgeprägter Blut-*Xue* und *Qi*-Schwäche an, sowie bei Mustern, bei denen das *Yang* kollabiert. Gemäß Bob Flaws [10] kann er in „Notfällen ein Hinweis sein, dass es keine Rettung mehr gibt". Also ein durchaus sehr ernst zu nehmendes Pulsbild!

9.(16.) *Ruo Mai*, kraftloser, schwacher Puls:

Am besten ist er charakterisierbar durch die Begriffe fadenförmig, dünn, tief, fein und sehr schwach. Bei leichtem Druck ist er nicht spürbar, erst bei starkem Druck ist er auf der tiefen Ebene schwach tastbar.

Der *Ruo Mai* zeigt wie auch die bisher beschriebenen schwachen Pulse einen *Qi*- und Blut – *Xue* - Mangel und einen chronischen Blutverlust an und deutet auf eine ausgeprägte *Yang*-Schwäche.

Für Flaws [10] ist er „*im Falle von chronischen Krankheiten kein zwingendes Zeichen für einen kritischen Zustand.*"

24.(17.) *Xi Mai*, fadenförmiger, feiner, dünner Puls:

Obwohl der *Xi Mai* sehr dünn, weich und fein wie ein Faden ist, kann man ihn aber in allen drei Pulstiefen gut tasten.

Er weist auf eine allgemeine Erschöpfung und einen Mangel an *Yin* hin mit innerer Feuchtigkeit, Nässe-Mustern und auf einen schwergradigen *Qi*-Mangel. Der *Xi Mai* geht mit Leere-Zuständen, starker Beanspruchung oder chronischen, schweren Beschädigungen einher. Flaws [10] meint, man „*hat es mit einer ernsthaften Erkrankung zu tun!*"

20.(18.) *Duan Mai*, kurzer Puls:

Der *Duan Mai* ist, von der Pulswelle her betrachtet, kürzer als ein normaler Puls. Er kann die drei Pulspositionen nicht ausfüllen. Nur in der mittleren Schranken-*Guan*-Position ist er deutlich tastbar.

Er zeigt eine Verletzung, einen Mangel oder eine Blockade des *Qi* an, also Muster einer ausgeprägten Schwäche. Er kommt auch bei Symptomen einer *Qi*-Leere von Milz und Lunge vor.

23.(19.) *Se Mai*, rauer Puls:

Der Puls des *Se Mai* kommt und geht in einer Weise, die man als schleifend und rau bezeichnen kann, als ob man mit einem Messer leicht an einer Bambusstange kratzt. Er ist oft dünn und kurz und fühlt sich ein bisschen an, als ob seine Oberfläche unregelmäßig und aufgeraut wäre.

Der *Se Mai* deutet auf Essenz – *Jing* - und Blut – *Xue* - Verlust hin, also spärliche Blutvorräte, sowie auf Schmerzen und Blut-Stase, vor allem im

Herz-Bereich. Er kann Kälte-Nässe-Muster und auch mögliche Tumoren anzeigen.

16.(20.) *Shi Mai*, voller Puls:

Der *Shi Mai* fühlt sich kräftig, fest, groß und lang an und ist in allen drei Pulstiefen gut spürbar. Er weist auf ein Fülle-Syndrom hin, mit Hitze im gesamten Dreifachen Erwärmer – *San Jiao*.

Er zeigt ein Übermaß von pathogenen Faktoren wie Feuer-Muster an. Bei Fülle deutet er auf Ansammlungen oder Zusammenballungen pathogener Faktoren.

18.(21.) *Jin Mai*, straffer, fester Puls:

Der *Jin Mai* ist insofern auffällig, da er sich anfühlt, wie ein gespanntes und gleichzeitig stark verdrilltes Seil. Eine unglatte, kräftige und straffe Spannung ist wahrnehmbar.

Erkennen lassen sich Muster mit pathologischen Kälte-Blockaden, Schmerzen und Verdauungsstörungen.

3.(22.) *Hong Mai,* wogender oder flutender Puls :

Der *Hong* Mai ist breit, groß und voll an allen drei Pulspositionen tastbar. Er kommt mit Kraft und geht wieder mit mäßiger Schwäche, so wie eine Flutwelle, die mit gebrochener Kraft zurückfließt.

Er zeigt ein ausgeprägtes Hitze-Syndrom bzw. ein *Yang*-Fülle-Syndrom an, vor allem, wenn diese Muster mit sehr aktivem Feuer einhergehen. Zeigt er sich gleichzeitig auch kraftlos, so liegt Leere-Fluten vor, nämlich von an der Oberfläche treibendem Feuer und dabei Verdunsten von Wasser.

17.(23.) *Xian Mai*, Bogensehnen-Puls:

Der „Bogensehnen"-Puls ist lang, glatt und kräftig. Er fühlt sich wie eine gespannte Gitarrensaite an und schlägt gegen den Finger.

Er zeigt Leber- und Gallenerkrankungen sowie Schmerzen besonders im Brust- und Rippenbereich an, aber auch Krankheiten durch Schleimansammlungen und Mustern von Schleim-Flüssigkeiten.

Er ist ein Puls, der typischerweise bei Leber-Wind-Mustern auftritt, und auch bei Schmerzzuständen vorkommt.

22.(24.) *Hua Mai,* schlüpfriger Puls:

Unter den Fingern rollt er „*wie eine ölige Perlenkette*". Er fühlt sich glatt, rund und schlüpfrig an und kommt und geht mit Leichtigkeit.

Der *Hua Mai* kann sowohl ein gesunder, normaler Puls – *Ping Mai*, als auch ein krankhafter Puls –*Bing Mai* sein.

Im pathologischen Fall zeigt er ein Schleim- oder Feuchtigkeits-Syndrom oder eine Nahrungsstagnation an.

Er kommt auch bei einem Übermaß an Blut vor, das ungehindert fließen kann, wie z.B. während der Schwangerschaft.

19.(25.) *Chang Mai,* langer Puls:

Die Pulswelle ist länger als normal. Er ist lang und gerade und an allen drei Pulspositionen und in allen drei Tiefenstufen gut tastbar. Er weist auf ein überschüssiges *Yang-Qi* hin, sowie auf Fülle und Hitze.

Er ist der siebte der vollen Pulse [11].

26.(---) *Da Mai,* großer Puls (12)

Er wird als großer Puls bezeichnet und kommt, wie eingangs erwähnt, bei Flaws und Neeb vor. Neeb [11] beschreibt ihn als *breit, lang, kraftvoll wie Hong-Mai, Welle gleichmäßig, wallt nicht."* Ist er kraftvoll, zeigt er äußere Hitze an, ist er kraftlos zeigt er Erschöpfung – *Lao* - von Blut, *Qi* und leerem *Yang*, an.

Flaws [10] beschreibt ihn als *groß, an der gesamten Fingerspitze fühlbar, kraftvoll"* und weiter: *„Die Größe bezieht sich nicht auf die Längeneigenschaften des Pulses, sondern auf seine Weite, bzw. seinen Durchmesser."* Es geht mehr um die Ausdehnung und nicht um die Stärke des Pulses. Eine Abbildung des Pulsbildes liegt hier nicht vor.

29.(26.) *Cu Mai*, schneller und unregelmäßiger Puls, überstürzter, hastiger, ungleichmäßig unterbrochener Puls

Man kann den *Cu Mai* mit folgenden Begriffen ganz gut beschreiben: schnell, jagend, heftig, unregelmäßig unterbrochen. Er zeigt ein Feuer-Muster an. Den *Cu Mai* findet man bei Blockaden in der *Qi*-Schicht, bei Asthma und Husten durch Schleimblockaden.

Er kommt bei einem Fülle-Hitze-Syndrom mit ausgeprägtem *Yang* vor und weist auf eine Erschöpfung des Ursprungs-*Yuan-Yin*, einen Herz-*Yin*-Mangel mit Hitze und auf Herz-Feuer hin.

7.(27.) *Jie Mai*, langsamer und unregelmäßiger Puls; verknoteter Puls:

Der *Jie Mai* ist ebenso wie der *Cu Mai* unregelmäßig unterbrochen, jedoch träge, langsam und mit gelegentlichen Pausen. Er ist in allen Pulstiefen gut tastbar.

Er deutet auf ein ausgeprägtes *Yin*- und Kälte-Fülle-Syndrom hin, sowie auf Blockaden von *Qi,* Blut – *Xue* - und Schleim, also auf Anhäufungen, Stagnationen, Stasen und Obstruktionen.

28.(28.) *Dai Mai*, intermittierender, regelmäßig unterbrochener Puls:

Dieser Puls ist langsam und schwach. Nach zwei bis drei Schlägen kommt eine regelmäßige längere Pause.

Das *Qi* der *Zang*-Organe ist erschöpft und das Ursprungs-*Yang* ist sehr schwach. Dadurch bestehen Schmerzzustände und Verdauungsschwierigkeiten. Dieser Zustand zeigt eine ausgeprägte Schwäche des *Yang-Qi* an.

Diagnose

„Die Situation im Laufe einer Krankheit ist bereits kritisch, der Patient befindet sich in höchster Gefahr." [10]

Abschließend zu den Beschreibungen der bisherigen Pulsbilder kann man nach Focks eine generelle Aussage zur Interpretation von Pulsbildern machen, nämlich dass *„akute Krankheit mit den Yang-Pulstypen übereinstimmt und chronische Krankheit mit den Yin-Pulstypen"*.

Eine weitere Zusammenfassung über pathologische Pulsqualitäten gibt uns Focks [4] in folgender tabellarischer Übersicht über *„Kombinationen von Pulsqualitäten"*:

Pathologische Pulsqualitäten und Muster

Befund	*Mögliches Krankheitssyndrom*
Oberflächlich und kräftig	Außen-Fülle
Oberflächlich und schnell	Außen-Hitze
Oberflächlich und langsam	Außen-Kälte
Oberflächlich und straff gespannt	Außen-Kälte
Tief und saitenförmig	Innen-Kälte mit Schmerzen
Tief und schlüpfrig	Innen-Kälte mit Schleimretention
Tief und rau	Blut-Stase
Tief und schwach	Qi- und Yang-Mangel
Langsam u. schlüpfrig	Schleimretention u/o Nahrungsstagnation
Langsam und tief	Innen-Kälte
Langsam, lässt sich kurz tasten und sanft	Yang-Mangel od. Kälte u. Feuchtigkeit
Schnell und kräftig	Fülle-Hitze
Schnell und leer oder dünn	Mangel-Hitze
Schnell und hohl	extremer Blutverlust

Leer (oder schwach) und oberflächlich   *Qi-Mangel*
Leer (oder dünn) und rau   *Blut-Mangel*
Leer, tief und schnell   *Yin- oder Blut-Mangel mit Hitze: Mangel-Hitze*
Voll und langsam   *Fülle-Kälte*
Voll, schlüpfrig und schnell   *Schleim-Hitze*
Voll und Saitenförmig   *Fülle, Stagnation und Schmerzen"*

Zur Bedeutung gemischter Pulse [12] nach *Xu Da-Chun:*
„Oberflächlich und gespannt (Jin-Mai) weist auf Wind-Kälte.
Oberflächlich und verlangsamt (Huan-Mai) auf Wind-Nässe.
Oberflächlich und beschleunigt (Shuo-Mai) auf Wind-Hitze.
Oberflächlich und überflutend (Hong-Mai) auf Wind-Feuer.
Oberflächlich und rau (Se-Mai) auf geschädigtes Ying (Bauenergie).
Oberflächlich und hohl (Kou-Mai) auf Blutverlust.
Oberflächlich und kurz (Duan-Mai) auf zusammenbrechendes Qi.
Oberflächlich und nachgiebig (Ru-Mai) auf geschwächtes Qi."

8.5.1.3 Die Pulsbilder nach Muster-Identifikation

Es gibt zehn Methoden der Muster-Identifikation nach denen die Pulsbilder eingeteilt werden können:

Acht Leitkriterien, *Ba Gang Bian Zheng,* Fünf „Elemente", *Wu Xing Bian Zheng,* Qi und Blut, *Qi Xue Bian Zheng,* Körperflüssigkeiten, *Jin Ye Bian Zheng,* Innere Organe, *Zang Fu Bian Zheng,* Leitbahnen, Netzgefäße, *Jing Luo Bian Zheng,* Pathogene Faktoren, *Bing Yin Bian Zheng,* Sechs Schichten, *Liu Fen Bian Zheng,* Vier Schichten, *Si Fen Bian Zheng,* Drei Erwärmer, *San Jiao Bian Zheng.*

Die Muster-Identifikation der Pulsbilder nach der ersten Methode, nämlich nach den Acht Leitkriterien – *Ba Gang* ist bei Flaws wie folgt dargestellt [10]:

Muster	**Puls**
Außen	oberflächlich treibend
Innen	tief
Kälte	langsam
Hitze	schnell
Leere	leer, fein, weich, schwach
Fülle	voll
Äußere Kälte	oberflächlich treibend, fest
Äußere Leere	oberflächlich treibend, entspannt
Äußere Hitze	oberflächlich treibend, schnell
Äußere Fülle	oberflächlich treibend, fest
Innere Kälte	tief, langsam
Innere Hitze	tief, schnell
Innere Leere	schwach
Innere Fülle	tief, voll
Yin-Leere	fein, schnell
Yang-Leere	schwach
Qi-Leere	leer, schwach
Blut-Leere	fein
Yin-Kollaps	fein, schnell, weich
Yang-Kollaps	verschwindend, schwach

Das mit der Pulstastung gefundene Muster wird noch mit dem Ergebnis der Zungendiagnose verglichen und ergänzt. In vielen Fällen bestätigt sie das gefundene Muster. Es gibt aber auch Fälle, in denen es nicht mit dem gefundenen Pulsmuster zusammenpasst, oder der Puls nicht gut tastbar ist. Dann verlässt man sich eher auf das Zungenbild.

Es gibt aber auch Situationen, in denen der Puls eine pathogene Situation anzeigt, die im Zungenbild noch nicht erkennbar ist. Beispiel: beginnende Erkältung. Der Puls ist an der Oberfläche und zeigt eindringenden Wind mit z.B. Kälte und Feuchtigkeit an, wobei das Zungenbild noch normal ist. Der Grund liegt darin, dass der Puls sehr rasch reagiert, die Zunge oft Stunden bis Tage braucht, bis die Veränderung sichtbar wird.

8.5.2 Zungendiagnose

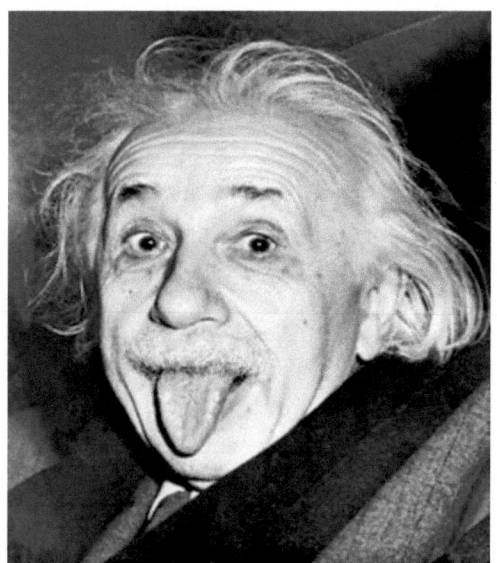

Die Zunge ist deshalb so wichtig in der diagnostischen Betrachtung, weil sie mit den Meridianen verbunden ist und uns so Informationen über den Zustand im Körper geben kann. „Das Herz öffnet sich zur Zunge hin" bedeutet, dass die Zungenspitze mit dem Herzen verbunden ist. Ist die Zungenspitze beispielsweise gerötet, weist dies auf Herz-Hitze oder einen Zustand hin, der das Herz aufregt.

Abbildung 35: Berühmtes Foto von Albert Einstein vom 14.03.1941

Die Farbe des Zungenkörpers selbst gibt uns Hinweise auf den Zustand des Blutes im Körper und zeigt Hitze und Kälte, sowie *Yang-* und *Yin-*Zustände an.

Die Milz ist für die muskuläre Form des Körpers verantwortlich und zeigt uns mit dem Zustand des Zungenkörpers – der Form der Zunge – ob beispielsweise genügend Blut produziert wird oder beispielsweise viel oder wenig Feuchtigkeit im Körper vorhanden ist. Ein geschwollener Zungenkörper mit seitlichen Zahneindrücken zeigt erhöhte Feuchtigkeit im Körper bzw. eine zu schwache Milzfunktion an, um mit dieser Feuchte umzugehen.

Auch der Zungenbelag zeigt einen Zusammenhang mit Feuchtigkeit und gibt uns einen Hinweis auf den Zustand der Körperflüssigkeiten. Im Normalfall ist die Zunge etwas feucht.

Ist der Belag sehr trocken oder nicht vorhanden, so kann man darauf schließen, dass der Körper „ausgetrocknet" ist und ein *Yin*-Mangel durch Hitze im Vordergrund steht. Ist sie sehr nass, liegt ein *Yang*-Mangel mit Feuchtigkeit im Körper vor.

Ist der Belag schön dünnflüssig feucht, so kann man annehmen, dass die Säfte im Körper „sauber" sind und gut fließen. Ist der Belag „schmutzig", ist davon auszugehen, dass auch die Körperflüssigkeiten „schmutzig" und unsauber sind. Ein klebrig-schlüpfriger Zungenbelag weist auf Schleim im Körper hin.

Ein Zittern der Zunge oder eine Abweichung/Deviation des Zungenkörpers nach einer Seite zeigt ein „Windgeschehen" an, also eine Nervenschädigung irgendeiner Form bis hin zum Apoplex.

Mit dem Zungenbild kann man nicht nur den diagnostischen Ist-Zustand erkennen, sondern auch den Verlauf einer Krankheit oder des Heilungsprozesses sehen.

Unterschiedliche Zungenareale geben Aufschlüsse über den Zustand der inneren Organe.

Eine allgemein gebräuchliche Topographie der Zunge ist in der folgenden Skizze zu sehen. Die Seitenränder sind Leber und Gallenblase zugeordnet. Die Zungenränder hin zur Zungenspitze weisen jedoch auf den Brustkorb hin, also Herz, Lunge und der weiblichen Brust.

Die Zunge ist als Somatotop zu sehen, also einer Projektion des Körpers. Die Funktionskreise der TCM sind auf der Zunge repräsentiert.

Hinten an der Zungenwurzel ist der Bereich des unteren Dreifachen Erwärmers mit den Nieren definiert. Die Zungenmitte entspricht dem mittleren Dreifachen Erwärmer mit Milz und Magen. Die Seitenränder der Zunge haben, wie oben erwähnt, eine Beziehung zu Leber und Galle und der Bereich der Zungenspitze steht mit dem oberen Dreifachen Erwärmer in engem Zusammenhang, also mit Lunge und Herz.

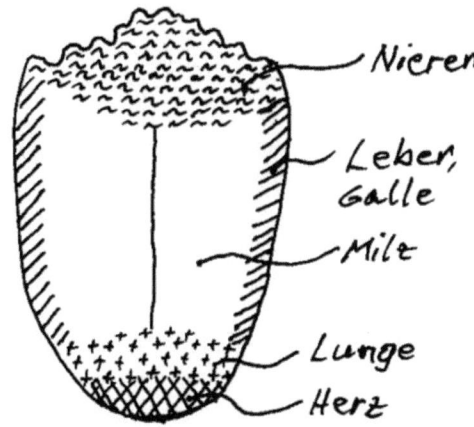

Abbildung 36: Topographie der Zunge

Bei der Betrachtung der Zunge sind ein paar wesentliche Parameter zu beachten, nämlich Form und Farbe des Zungenkörpers, der Zungenbelag und seine Feuchtigkeit, Zeichen an der Topographie der Zunge und letztlich Auffälligkeiten und Besonderheiten.

Beginnen wir mit der **Form des Zungenkörpers**.

Wie in der Einleitung zu diesem Kapitel erwähnt, ist die Milz für die muskuläre Form des Körpers verantwortlich und gibt uns mit seinem Zustand einige Informationen wie beispielsweise auf das Blut, das Nähr-*Qi* und gibt Anzeichen über den Fülle- bzw. Leere-Charakter eines Zustands wider.

Ein blasser Zungenkörper signalisiert ein Mangel-Kälte-Syndrom oder *Qi*- und Blut-Mangel. Ist die Zunge blass und etwas feucht kann man von einem *Yang*-Mangel ausgehen. Ist der Zungenkörper blass, vergrößert, weich und weist Zahneindrücke auf, so deutet dies auf Milz-*Yang*-Mangel und Nieren-*Yang*-Mangel. Eine blasse und trockene Zunge deutet auf einen Blutmangel hin, was durch einen dünnen Zungenkörper noch unterstrichen wird. Ein dünner roter Zungenkörper ohne Belag lässt auf einen *Yin*-Mangel schließen.

Ist der Zungenkörper geschwollen, kann man von übermäßiger Feuchtigkeit oder „Schleim" –*Tan* ausgehen. Eine Schwellung im vorderen Drittel der Zunge weist auf Schleim in der Lunge hin. Betrifft die Schwellung zusätzlich auch die beiden Seitenbereiche, ist „Schleim" auch in Leber und Galle zu vermuten. Eine Schwellung der Seitenränder bei blasser Zunge zeigt eine Milz-Schwäche an. Oft sind dann auch die bereits erwähnten Zahneindrücke im seitlichen Lungenbereich zu sehen, was auf einen Milz-*Qi*-Mangel hinweist.

In der Praxis kommt eine geschwollene rote Zungenspitze öfter vor. Sie zeigt Hitze im Herzen, wie Herz-Feuer, oder auch Hitze im Kopf an, beispielsweise durch starke Erregung. Geschwollene rote Zungenränder deuten auf Leber-Feuer, blasse hingegen auf einen Leber-Blut-Mangel. Sind die Zungenränder orangefarben, so ist von einem schweren Leber-Blut-Mangel auszugehen.

Ein langer Zungenkörper deutet auf Hitze im Körper. Ein kurzer blasser Zungenkörper lässt auf einen ausgeprägten *Yang*-Mangel schließen, ein roter belagloser kleiner Zungenkörper hingegen auf einen ausgeprägten *Yin*-Mangel.

Zeigen sich auffallend große Papillen auf der Oberfläche des Zungenkörpers, so sind diese ein Zeichen für große Hitze. Die Lokalisation dieser Papillen zeigt an, welche *Zang-Fu*-Organe betroffen sind.

Ist der Zungenkörper steif, kann er „inneren Wind" oder eine Blutstase anzeigen. Auch eine einseitige Abweichung bzw. Deviation weist auf „inneren Wind" hin. Zittert die Zunge beim Herausstrecken, so zeigt dies eine *Qi*- und *Yang*- Schwäche an, aber auch einen Mangel an Körperflüssigkeiten, Blut und *Yin*. Durch diesen Mangel kann die Zungenmuskulatur nicht mehr ausreichend ernährt werden und es kommt zum Tremor. Im Extremfall führen diese Mangelzustände zur Atrophie der Zungenmuskulatur.

Einen Mangel an Körperflüssigkeiten kann man aufgrund eines schlaffen Zungenkörpers annehmen.

Diagnose

Bei wenigen Menschen sind rissige Zungen angeboren und bei den meisten sind sie im Alter physiologisch. Wenn solche Risse oder Furchen akut entstehen, zeigt dies auf Fülle-Hitze oder einen *Yin*-Mangel. Generell weisen tiefe Furchen auf einen starken *Yin*-Mangel hin, wohingegen oberflächliche vertikale Furchen einen Magen- und Milz-*Qi*-Mangel mit Blut-Mangel anzeigen. Über die Lokalisation der Furchen lässt sich auch hier erkennen, welche *Zang-Fu*-Organe betroffen sind.

Die Mittelfurche gibt verschiedene Hinweise. Ist sie lang und reicht bis fast zur Zungenspitze, so weist dies besonders bei roter belagloser Zunge auf einen Mangel an Herz- und Nieren-*Yin*. Eine tiefe Furche im Zusammenhang mit einer roten Zungenspitze ist ein Hinweis auf Herz-Feuer.

Belaglose Stellen auf der Zunge können durch die Einnahme von Antibiotika ausgelöst sein.

Die folgenden Zungenfotos zeigen einige verschiedene Beispiele aus meiner Praxis. (Abbildung 37: Zungenbilder)

Diagnose

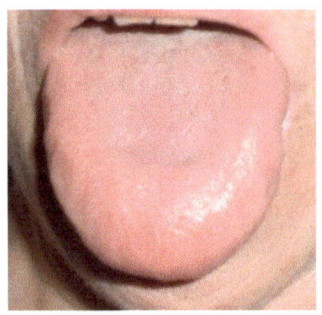

Zungenkörper blass, vorne und seitlich geschwollen, Zungenbelag feucht und leicht klebrig, Zahneindrücke erkennbar.

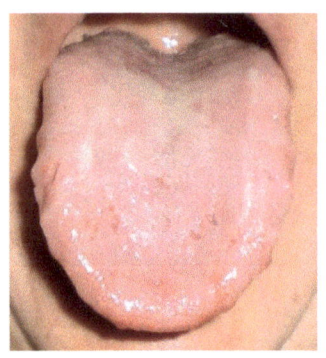

Blasse Zunge, seitliche Zahneindrücke, leichte Abschälungen im Mittelbereich, vorne und Mitte eher dünn, verdickte Seitenränder, leicht feuchter Belag, Wurzel? Hinten kleine erhabene blasse Papillen.

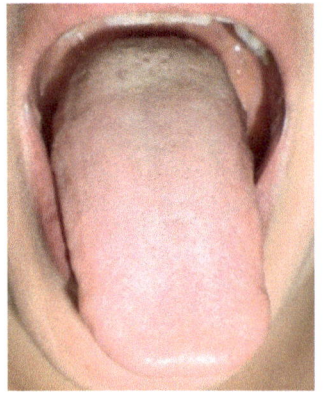

Langer Zungenkörper, eher dick, blass mit Zahneindrücken, leicht feucht, vorne breiter, hinten gelblicher Belag mit ein paar größeren Papillen.

Diagnose

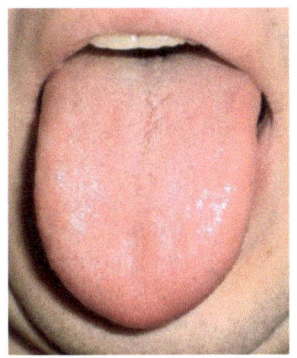

Blasse Zunge mit Riss im Magen-Darm-Bereich, geschwollenen Seiten und leicht rötlicher Spitze, mit Papillen im vorderen Bereich, dünner, leicht feuchter Belag.

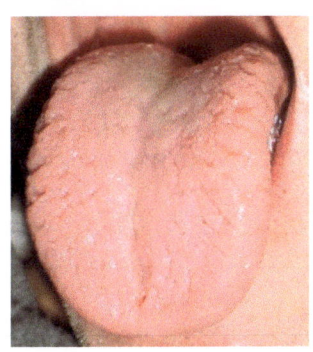

Rissige Zunge, Mittelriss oberflächlich, bis zur Zungenspitze.

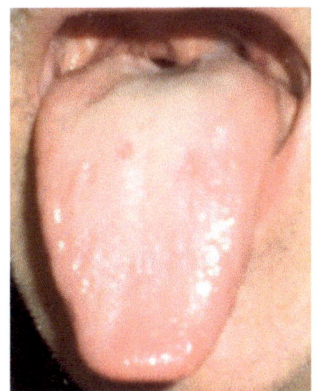

Eine eher spitze Zunge, Abschälungen in der Mitte, leicht gerötete und verdickte Seitenränder, leicht gerötete Zungenspitze, feuchter Belag.

Diagnose

Und nun sehen wir uns die Bedeutungen der **Farben der Zunge** an. Denken Sie daran, dass ein paar Faktoren das Zungenbild verfälschen können. Heiße und scharfe Nahrung kann die Zunge röten, durch karotinhaltige Nahrung kann eine Gelbfärbung eintreten, und auch Medikamente können die Ursache einer Verfärbung sein. In diesen Fällen bringt ein Ausspülen des Mundes keine Veränderungen.

Den Patienten sollte man bei der Betrachtung der Zunge fragen, was er vorher gegessen oder getrunken hat, oder ob er raucht. Der Patient sollte die Zunge für ein paar Sekunden entspannt herausstrecken, damit wir uns ein Bild machen können. Manchmal muss man den Vorgang zwei oder dreimal wiederholen. Auf gute Lichtverhältnisse ist zu achten, am besten ist Tageslicht.

Rosig oder ein blasses Rot ist die normale physiologische Farbe des Zungenkörpers. Die Zunge weist einen leichten, dünnen, weißlichen und glänzenden Belag auf, der nicht abwischbar ist. Der Zungenkörper gibt uns einen Hinweis auf den Durchblutungszustand des Körperinneren, also auf das Fließen des Blut-*Xue*. Mit dem Blut fließen auch andere Körperflüssigkeiten mit, was die normale Farbe des Zungenkörpers erklärt, nämlich rosarot und nicht blutrot.

Die pathologischen Farben sind blass, rot, dunkelrot, violett und blau. Blasse Zungen oder Zungenbereiche wurden weiter oben bereits erwähnt.

Die Farbe Rot bedeutet „viel zu rot" und zeigt Hitze an; rot mit Belag Fülle-Hitze und rot ohne Belag Leere-Hitze. Die rote Zungenspitze mit Belag deutet auf Herz-Feuer, ohne Belag auf Leere-Hitze des Herzens. Ein Herz-Feuer lässt sich auch durch rote Papillen oder Pünktchen an der Zungenspitze erkennen.

Leber-Feuer oder Gallenblasen-Hitze erkennt man an roten Zungenrändern mit Belag und einen Leber-Yin-Mangel mit Leere-Hitze an belaglosen Zungenrändern. Beim Leber-Feuer sind oft noch rote Pünktchen an den Zungenrändern zu sehen.

Ein rotes Zentrum der Zunge zeigt mit Belag Hitze im Magen und ohne Belag Leere-Hitze an. Sind dort noch rote Pünktchen zu sehen, ist von einer Magen-Hitze auszugehen.

Die Zungenwurzel zeigt uns den Zustand des Unteren Dreifachen Erwärmers an. Erkennt man dort rote Flecken, so weist dies auf Hitze in dem Bereich hin.

Die Farbe Dunkelrot bedeutet das gleiche wie unter Rot aufgeführt, jedoch intensiver. Eine länger andauernde starke Hitze liegt vor, oft in Verbindung mit dem Magen oder mit dem Herzen.

Eine violette Zungenfarbe ist immer ein Hinweis auf eine Blut-Stase. In leichten Fällen zeigen sich nur einzelne violette Makula. Geht die Zungenfarbe eher ins rötlich-violette, ist davon auszugehen, dass die Blut-Stase durch Hitze besteht. Rötlich-violette Zungenränder bedeuten, dass eine Leber-Blut-Stase vorliegt.

Zeigt sich eine bläulich-violette Farbe, so ist bei der Blut-Stase Kälte im Spiel. Ein leichtes Violett mit feuchtem Belag zeigt eine Blut-Stase und ein Innen-Kälte-Syndrom an. Bei der Frau lassen bläulich-violette Zungenränder eine Blut-Stase im Uterus annehmen. Und letztlich lässt eine violette Farbe im Zentrum der Zunge auf eine Blut-Stase im Magen schließen.

Eine blaue Zunge ist gleichbedeutend wie bei bläulich-violett, deutet jedoch noch stärker auf innere Kälte, die zur Blut-Stase geführt hat. Ist der Zungenkörper dunkelviolett mit trockenem Belag ist mit Blut-Stase und Innen-Hitze zu rechnen.

Wenn die Gefäße an der **Zungenunterseite** vergrößert, geschlängelt und blau oder violett sind, liegen eine Blutstase und eine Pathologie im Herz-Meridian vor. Sind hingegen die Gefäße an der Zungenunterseite unter der Zungenspitze nicht oder nur wenig sichtbar, deutet dies einen Blutmangel an.

Diagnose

Als nächstes schauen wir etwas genauer auf den **Zungenbelag** und seine Bedeutung.

Am Zungenbelag lassen sich verschiedene Zustände im Körper erkennen wie Hitze, Kälte, Fülle und Mangel. Ein normaler Belag ist dünn und weiß. Ist der Belag deutlich weiß, zeigt er ein Kälte-Muster, ist er jedoch gelb, zeigt er ein Fülle-Hitze-Muster an. Im Allgemeinen zeigt ein dicker Belag an, dass pathogene Faktoren im Spiel sind. Diese sind umso stärker, je dicker der Belag ist.

Der Belag gibt auch Hinweise über den Zustand des *Fu*-Organs Magen. Ein Belag „ohne Wurzel" ist ein Zeichen für eine Magen-*Qi*-Schwäche und ein teilweise fehlender Belag lässt einen Magen-*Yin*-Mangel erkennen. Fehlt der Belag im hinteren Drittel, spricht man ebenfalls von einem wurzellosen Belag, was wiederum ein Zeichen für einen länger bestehenden Mangel an Nieren-*Yin* ist.

Bei wenig oder gar keinem Belag besteht Mangel-Hitze durch ein ausgeprägtes *Yin*-Mangel-Syndrom, das durch das Auftreten von Furchen noch bestätigt wird. Fehlt der Belag bei einem roten Zungenkörper komplett, so ist dies ein Zeichen für einen Magen-/Nieren-*Yin*-Mangel mit Leere-Hitze.

Ein grauer oder schwarzer Belag bei feuchter Zunge kann bei extremer Kälte vorliegen, bei trockener Zunge kann es auf extreme Hitze hinweisen.

Sind am Zungenkörper schwarze Stellen oder Flächen zu sehen, sollte unbedingt ein kanzerogenes Geschehen ausgeschlossen werden. Auch wenn im Verlauf einer Krankheit überraschenderweise der Belag seine Wurzel verliert, d.h. wenn der Belag mit einem Spatel abgewischt werden kann, oder einfach völlig verschwindet, dann ist ebenfalls ein kanzerogener Vorgang auszuschließen. Zu erwähnen ist an dieser Stelle, dass der „quarkige" Belag eine Ausnahme darstellt und immer abgewischt werden kann.

Die Beobachtung der Veränderungen des Belags und der Farbe der Zunge im Verlauf einer Krankheit geben uns Hinweise auf Veränderungen des Zustands des Patienten, ob er sich verbessert oder verschlechtert.

8.5.2.1 Häufige klinische Zungenbefunde

Die folgenden häufigen Zungenbefunde sind bei Focks [4] in dem Leitfaden Traditionelle Chinesische Medizin aufgeführt:

„**Zungenkörper:** *blass,* **Zungenbelag:** *dünn, weiß: Äußerer pathogener Wind und Kälte sind in Körperoberfläche eingedrungen oder Yang- und Qi-Mangel führt zu innerer Kälte.*

Zungenkörper: *normal oder rot,* **Zungenbelag:** *dünn, weiß: oder leicht gelb: Äußerer pathogener Wind und Hitze sind in die Körperoberfläche eingedrungen.*

Zungenkörper: *blass,* **Zungenbelag:** *weiß, schmierig/klebrig, feucht: Kälte und Feuchtigkeitsretention im Inneren des Körpers.*

Zungenkörper: *blass,* **Zungenbelag:** *weiß, schmierig/klebrig, feucht, v.a.in der Mitte und an der Wurzel: Milz- und Magen-Mangel-Syndrom (meist Qi- und Yang-Mangel) führt zu einer Akkumulation von Feuchtigkeit und Kälte im Innern.*

Zungenkörper: *normal oder rot,* **Zungenbelag:** *leicht gelb, schmierig/klebrig: Hitze und Feuchtigkeitsretention im Inneren des Körpers.*

Zungenkörper: *rot, trocken,* **Zungenbelag:** *wenig oder kein Belag: Yin-Mangel und Innen-Hitze-Syndrom.*

Zungenkörper: *rot,* **Zungenbelag:** *wenig, trocken, weiß oder gelb: Starkes Innen-Hitze-Syndrom führt zu Mangel an Körperflüssigkeit. Veränderung der Farbe in kaminrot, Steigerung der inneren Hitze.*

Zungenkörper: *blass; blasse Lippen/Fingernägel: Blut-Mangel häufig kombiniert mit Qi-Mangel."*

Die Zungendiagnose gehört zur TCM-Diagnose, wie das Pulsfühlen oder die Vorgehensweise nach den Acht Leitkriterien – *Ba Gang*. Alle zusammen bilden die diagnostischen Grundlagen für eine ordentliche TCM-Behandlung.

Diagnose

Viel Übung in der Praxis und laufende weitere Vertiefung in die Methode sind notwendig um diese sicher anzuwenden.

Selbstverständlich müssen wir in unseren Breiten auch eine Diagnose nach unseren medizinischen Standards, Vorschriften und Gesetzen vornehmen, bevor wir behandeln.

8.5.3 Leitsymptome der *Zang-Fu*-Syndrome

Die Leitsymptome der *Zang-Fu*-Syndrome zeigen recht gut die Diagnosekriterien von Puls und Zunge zur Einordnung der Syndrome auf. Folgendes Beispiel soll dies veranschaulichen:

Für das *Zang*-Organ Lunge bestehen folgende Leitsymptome: schwache Stimme, Hüsteln, Belastungsdyspnoe, Spontanschweiß und Blässe. Der Zungenkörper ist zart und blass, der Zungenbelag ist dünn und weiß, der Puls ist leer und schwach. Das alles lässt auf das Syndrom „Lungen-*Qi*-Mangel" schließen. Jetzt erst kann man die Therapien auswählen, um diesen Lungen-*Qi*-Mangel zu beheben. Dabei stehen Akupunktur und Kräutermedizin im Vordergrund.

Ein weiteres Beispiel können wir uns für das *Fu*-Organ Dickdarm ansehen: als Leitsymptome haben wir trockenen Stuhl mit erschwertem Stuhlgang, Obstipation, der Patient hat eine dünne Statur. Der Zungenkörper ist rot, der wenige Belag ist trocken, der Puls dünn und etwas rau. Daraus schließen wir das Syndrom „Flüssigkeitsmangel im Dickdarm". Als Therapiemöglichkeiten stehen Akupunktur, Kräutermedizin und Diätetik mit ausreichender Flüssigkeitszufuhr und salzigem Geschmack an.

Und noch ein Beispiel, diesmal für das *Zang*-Organ Milz: die Leitsymptome sind Muskelschwäche, Erschöpfungszustand, Appetitmangel, weiche Stühle bis Diarrhö und Blässe. Die Zunge ist blass und geschwollen mit Zahneindrücken, der Puls ist schwach und leer. Hier handelt es sich um das Syndrom „Milz-*Qi*-Mangel". Auch hier kann mit Akupunktur, Kräutermedizin und Diätetik behandelt werden.

Ein Milz-*Qi*-Mangel ist durch unsere westliche Lebensweise wie falsche Diätpraxis und Überarbeitung bei vielen Patienten zu sehen. Dieser Milz-*Qi*-

Mangel beeinflusst andere Syndrome und führt dann zu komplizierteren Krankheitsbildern und kombinierten Syndromen, wie beispielsweise „Milz- und Nieren-*Yang*-Mangel". Dieser zeigt sich über die Leitsymptome wie frühmorgendliche Diarrhö, Kälteaversion im Lumbalbereich, kalte Extremitäten und Blässe. Die Zunge ist blass und geschwollen mit dünnem weißem Belag und einen schwachen, langsamen und tief liegenden Puls.

In der Praxis kommen oft solche Syndromkombinationen vor. Deshalb ist es wichtig, eine ausführliche Diagnose zu erstellen und dann die einzelnen Komponenten zu einem Gesamtbild zusammenzufügen. Auf diese Weise kann man dann die Antwort auf die Frage „Was ist aus dem Gleichgewicht?" geben und die Therapien festlegen.

Zusammenfassung 8:

Um herauszufinden „was aus dem Gleichgewicht" ist, erfolgt die Untersuchung des Patienten mit allen fünf Sinnen. Aus der Vielzahl an Syndromen und Diagnoseelementen stellt der TCM-Arzt ein Gesamtbild zusammen und zieht daraus seine Schlüsse für das weitere therapeutische Vorgehen.

Die Acht Leitkriterien – *Ba Gang* stellen eine praktische Struktur dar, nach der man die verschiedenen Symptome erkennen, ordnen und bewerten kann. Die wichtigen Diagnosemethoden, chinesische Puls- und Zungendiagnose, sollen zusätzlich angewandt werden.

Die Beschreibung der 29 Pulsbilder und der sichtbaren Zustände der Zunge ermöglichen dem Therapeuten, seine Diagnose und sein weiteres therapeutisches Vorgehen nach den TCM-Maßstäben festzulegen. Leitsyntome, aber auch kompliziertere Syndromkombinantionen, führen zum therapiefähigen Gesamtbild.

9 Die Acht Außerordentlichen Gefäße und ihre Pulse

9.1 Was sind die Acht Außerordentlichen Gefäße?

In diesem Abschnitt werden die Pulse der „Acht Außerordentlichen Gefäße" (= Sondermeridiane) – *Qi Jing Ba Mai (wörtlich: außerordentlich, Leitbahn, acht, Gefäß)* vorgestellt. Der Begriff „außerordentlich" hängt damit zusammen, dass sie nicht zum System der Hauptleitbahnen gehören, dem jedoch etwas hinzufügen. Außerdem haben sie keine Kopplungen zwischen Außen und Innen.

Das Tasten und Interpretieren der Pulse der „Acht Außerordentlichen Gefäßen" – *Qi Jing Ba Mai* ermöglicht dem fortgeschrittenen TCM-Therapeuten zusätzliche und ungewöhnliche Ungleichgewichte und Symptome zu erkennen und in die Diagnose einfließen zu lassen. Dieses Leitbahnsystem ergänzt die Haupt- und Netzleitbahnen und stellt ein wichtiges, wenn auch komplexes Ausgleichs- und Regulationssystem dar, über welches man sogar eine tiefere Therapieebene erreichen kann. Die Zirkulation der Nieren-Essenz hängt eng mit den „Acht Außerordentlichen Gefäße" – *Qi Jing Ba Mai* zusammen, da sie über das System der Hauptleitbahnen hinausgehen, dem Leitbahnsystem etwas zusätzliches hinzufügen und sie nicht über äußerlich – innerliche Kopplungen verfügen.

9.2 Die Öffnungs- und Ankopplungspunkte

Um die „Acht Außerordentlichen Gefäße" – *Qi Jing Ba Mai* „ein- und ausschalten" zu können, bedarf es in der Akupunktur der Öffnungs- und Ankopplungspunkte. Jedes einzelne Gefäß hat jeweils diese beiden Punkte als Paar. Diese sind in der folgenden Übersicht für die acht Sondergefäße aufgeführt.

Die Acht Außerordentlichen Gefäße und ihre Pulse

Außerordentliches Gefäß	Öffnungspunkt	Ankopplungspunkt
Konzeptionsgefäß - *Ren Mai*	Lu 7 (*Lieque*)	Ni 6 (*Zhaohai*)
Yin-Schreit-Gefäß - *Yin Qiao Mai*	Ni 6 (*Zhaohai*)	Lu 7 (*Lieque*)
Lenkergefäß - *Du Mai*	Dü 3 (*Houxi*)	Bl 62 (*Shenmai*)
Yang-Schreitgefäß - *Yang Qiao Mai*	Bl 62 (*Shenmai*)	Dü 3 (*Houxi*)
Durchdringungsgefäß - *Chong Mai*	MP 4 (*Gongsun*)	Pe 6 (*Neiguan*)
Yin-Verbindungsgefäß - *Yin Wei Mai*	Pe 6 (*Neiguan*)	MP 4 (*Gongsun*)
Gürtelgefäß - *Dai Mai*	Gb 41 (*Zulinqi*)	3E 5 (*Waiguan*)
Yang-Verbindungsgefäß - *Yang Wei Mai*	3E 5 (*Waiguan*)	Gb 41 (*Zulinqi*)

Abbildung 38: Öffnungs- und Ankoppelungspunkte [13]

Zur Öffnung eines Außerordentlichen Gefäßes werden sowohl der Öffnungs- als auch den Ankopplungspunkt verwendet. So werden zur Öffnung des Lenkergefäßes Dü 3 (*houxi*) und Bl 62 (*shenmai*) genadelt. Nur beim *Yin*- und *Yang*- Schreitgefäß wird jeweils lediglich der Öffnungspunkt verwendet.

Die Anwendung dieser Punkte ist auch geschlechtsspezifisch. Beim Mann wird der Öffnungspunkt linksseitig appliziert und der Ankopplungspunkt rechtsseitig. Bei der Frau ist es genau umgekehrt, d.h. der Öffnungspunkt auf der rechten Seite und der Ankopplungspunkt links. Zuerst wird generell der Öffnungspunkt akupunktiert, dann erst folgt der Ankopplungspunkt. Bei Schmerzsyndromen ist zu beachten, dass der Öffnungspunkt auf der Schmerzseite genadelt wird und dann erst folgt der Ankopplungspunkt auf der gegenüberliegenden Seite.

Eine Nadelsensation, das sog. *Deqi*-Gefühl, tritt beim Setzen der Nadel ein. Es wird keine Nadelmanipulation angewendet, weder Sedierung noch Tonisieren, es wird neutral genadelt. In umgekehrter Reihenfolge des Setzens werden die Nadeln wieder herausgenommen.

Wenn man zusätzlich andere Punkte dazu nimmt, z.B. auf den Hauptmeridianen, so werden diese erst nach dem Stechen des Ankopplungspunktes gesetzt. Normalerweise akupunktiert man am Körper von oben nach unten. Das Herausnehmen der Nadeln erfolgt dann von unten nach oben, erst dann folgt der Ankopplungspunkt und zum Schluss wird die Nadel des Öffnungspunktes entfernt.

Die Nadeln bleiben je nach Patientensituation und Krankheitsbild in etwa 20 bis 40 Minuten im Körper.

9.3 Diverse Funktionen der Außerordentlichen Gefäße

Die erste Funktion der Außerordentlichen Gefäße besteht in ihrer Speicherfunktion für Energie. Sie nehmen das überschüssige *Qi* von den Hauptleitbahnen auf und bringen umgekehrt das *Qi* zu ihnen hinein. Dieser Überschuss an Energie bzw. an *Qi* wärmt die Organe und bewässert die Schicht zwischen Haut und Muskeln, da die Außerordentlichen Gefäße Zugang zu dieser Schicht haben.

Aufgrund ihrer Fähigkeit, überschüssiges *Qi* von den Hauptleitbahnen aufzunehmen, werden sie gerne bei Fülle-Zuständen herangezogen um Überschüsse von *Yin* oder *Yang* aufzunehmen.

Sind bei Krankheitssymptomen mehrere Hauptleitbahnen betroffen, kann es vorteilhaft sein, ein Außerordentliches Gefäß in die Behandlung einzubauen, um das *Qi* wieder auszugleichen. Deshalb ist es wichtig, die Verläufe von Hauptleitbahnen zu kennen, die mit dem Verlauf eines Sondermeridians zusammenhängen.

Wenn man beim Tasten des Pulses feststellt, dass eine Pulsqualität mehr als eine Position umfasst, so ist das ein Zeichen dafür, dass eher die Speicherfunktion für das *Qi* betroffen ist und nicht nur ein einzelner Meridian.

Die zweite Funktion der Außerordentlichen Gefäße hängt mit der Essenz – *Jing* sowie mit deren Kontrolle und Zirkulation zusammen. Die Essenz – *Jing* ist in den Nieren gespeichert und fließt in den 12 Meridianen und in den acht Außerordentlichen Gefäßen.

Die Außerordentlichen Gefäße haben einerseits Zugang zu der Schicht zwischen Haut und Muskeln und andererseits bringen sie die Nieren-Essenz dort ein. Das Abwehr-*Qi* zirkuliert in dieser Schicht zwischen Haut und Muskeln um den Körper vor eindringenden äußeren pathogenen Faktoren zu schützen. Seinen Ursprung hat das Abwehr-*Qi* im Unteren Dreifachen Erwärmer und es stammt vom Nieren-*Yang*. Somit wird die Bedeutung der Nieren für die Abwehr gegen äußere pathogene Faktoren in zweifacher Hinsicht deutlich.

Darüber hinaus stellen die Außerordentlichen Gefäße die Verbindung zwischen Vor- und Nachhimmels-Essenz (Vor- und Nachgeburtliche Essenz) sicher. Die Vorgeburtliche Essenz ist endlich, sie kann nicht mehr aufgefüllt werden. Sie ist ererbt und entsteht aus den Nierenessenzen der Eltern bei der Zeugung. Die Nachgeburtliche Essenz entsteht nach der Geburt durch die Aufnahme von Nahrung, Flüssigkeit und Luft beim Atmen. Sie kann je nach Lebensführung wieder aufgefüllt werden.

Die dritte Funktion betrifft ihren Einfluss bei den Lebenszyklen. Die Veränderungen im Leben der Frau laufen in 7-Jahreszyklen ab, jene von Männern in 8-Jahreszyklen. Diese Veränderungen werden von den Außerordentlichen Gefäßen kontrolliert und können aber auch über diese durch Stärkung der Essenz – *Jing* beeinflusst werden. Hier sind besonders Lenkergefäß – *Du Mai,* Konzeptionsgefäß - *Ren Mai* und das Durchdringungsgefäß – *Chong Mai* hervorzuheben, über deren Mittlerfunktion die Nieren-Essenz in *Tian Gui,* (himmlisches Wasser, bedeutet Nieren-*Qi* als Ausdruck von Fruchtbarkeit) umgewandelt wird.

Beispielsweise können menopausale Beschwerden durch Akupunktur von Lu 7 (*Lieque*), Ni 6 (*Zhaohai*) und Ren 4 (*Guanyuan*) behandelt werden. Ein weiteres Beispiel wäre die Stabilisierung der Essenz während der Pubertät über Punkte am Konzeptionsgefäß – *Ren Mai*, nämlich KG 4 - *Ren 4, (Guanyuan)* und am Durchdringungsgefäß – *Chong Mai*, Ni 13 (*Qixue*).

Die Acht Außerordentlichen Gefäße und ihre Pulse

Eine weitere Funktion der Außerordentlichen Gefäße ist die Vernetzung der Außerordentlichen *Yang*-Organe mit den inneren Organen. Das Gehirn kann man über das Lenkergefäß und *auch über* Yin- *und Yang*-Schreitgefäß beeinflussen. Zur Behandlung von Beschwerden des Uterus sind Konzeptionsgefäß – *Ren Mai* und/oder das Durchdringungsgefäß – *Chong Mai* in der Behandlung unbedingt heranzuziehen.

Das Durchdringungsgefäß – *Chong Mai* beeinflusst die Durchblutung im Körper und ist daher in der Anwendung bei Blutgefäßen wichtig. Bei Leber- und Gallenblasenbeschwerden ist das Gürtelgefäß – *Dai Mai* zu behandeln. Für Anwendungen für das Mark nimmt man Durchdringungsgefäß – *Chong Mai* und Lenkergefäß – *Du Mai* her. Beispielsweise können LG 4 - *Du 4, (Mingmen)* und LG 20 – *Du 20, (Baihui)* zur Stärkung des Marks herangezogen werden. Für die Behandlung der Knochen werden Lenkergefäß – *Du Mai*, Konzeptionsgefäß - *Ren Mai* und das Durchdringungsgefäß – *Chong Mai* angewendet.

Und nun wenden wir uns der **Vernetzung der Vier Meere** mit den inneren Organen durch die Außerordentlichen Gefäße zu. Jedes der Vier Meere kann in Fülle oder Leere sein, oder von rebellierendem *Qi* beeinflusst sein.

Das Meer des Blutes ist quasi mit dem Durchdringungsgefäß – *Chong Mai* identisch. Es wird bei Blutdisharmonien in die Behandlung einbezogen, besonders bei Blut-Stase und gynäkologischen Symptomen. Relevante Punkte sind Bl 11 *(Dazhu)*, auch einflussreicher *Hui*-Punkt der Knochen, Ma 37 *(Shangjuxu)* und Ma 39 *(Xiajuxu)*.

Das Meer des *Qi* ist eng mit dem Konzeptionsgefäß – *Ren Mai* verbunden und hängt besonders mit der Lunge und dem Sammel-*Qi* – *Zongqi* zusammen. Deshalb wird es besonders beim Lungen-Schwäche-Symptom angewendet. Wichtige Punkte sind Ma 9 *(Renying)* und KG 17 – *Ren 17, (Shanzhong)* in der Mitte der Brust.

Das Meer des Marks entspricht dem Gehirn und ist eng mit dem Lenkergefäß – *Du Mai*, das ja entlang der Wirbelsäule verläuft, verbunden. Yin- und *Yang*-Schreitgefäß sind ebenfalls beteiligt. Relevante Punkte sind LG 16 – *Du Mai 16, (Fengfu)* und LG 20 – *Du Mai 16 (Baihui)*.

Das Meer der Nahrung entspricht dem Magen und ist mit dem Durchdringungsgefäß verbunden. Bei Verdauungsstörungen mit Magen/Darm-Beteiligung werden Punkte auf dem Magenmeridian, nämlich Ma 36 *(Zusanli)* und Ma 30 *(Qichong)* angewendet.

Interessant ist der Zusammenhang der Öffnungen mit den Außerordentlichen Gefäßen. Über Störungen an den Öffnungen kann man Pathologien an diesen Gefäßen erkennen. Beispielsweise bringen das *Yin-* und *Yang-*Schreitgefäß das *Yin-* und *Yang- Qi* zu den Augen. Die Nase hängt mit dem Lenkergefäß – *Du Mai* zusammen, ebenfalls der Geist – *Shen*, der zusätzlich noch mit dem *Yin*-Verbindungsgefäß verbunden ist.

Die Ohren stehen im Zusammenhang mit dem *Yang*-Verbindungsgefäß und der Mund mit dem Konzeptionsgefäß – *Ren Mai*. Anus und Urethra werden von drei Gefäßen beeinflusst, nämlich vom Durchdringungsgefäß aufgrund seiner engen Verbindung zur Niere und den Nieren-Punkten, vom Lenker- und vom Konzeptionsgefäß.

Wie wir gesehen haben, sind die Acht Außerordentlichen Gefäße – *Qi Jing Ba Mai* sehr wichtig für harmonische Abläufe im Körper. Sie regulieren den Fluss von *Qi* an den Hauptleitbahnen, indem sie *Yin-* oder *Yang-*Überschüsse ausgleichen. Außerdem steuern und regulieren sie den *Qi*-Fluss innerhalb der *Yin-* und *Yang*-Leitbahnen. Dies geschieht überwiegend über die *Yin-* und *Yang-* Verbindungsgefäße, aber auch über Lenker- und Konzeptionsgefäß, die die *Yang-* und *Yin-Gefäße* beherrschen.

Yin und *Yang* werden auch in Kopf und Rumpf ausgeglichen und balancieren Innen und Außen, Oben und Unten, Links und Rechts sowie Vorne und Hinten aus. Sie verbinden und integrieren verschiedene Strukturen im Körper in das Leitbahnsystem und stellen ihre Vernetzung mit den inneren Organen sicher. Beispiele hierfür sind die oben erwähnten Sechs Außerordentlichen *Yang*-Organe und die Vier Meere, aber auch die Membranen – *Huang* und das Fettgewebe – *Gao*.

9.4 Überblick über die Acht Außerordentlichen Gefäße

Nachdem wir uns die Funktionen der Acht Außerordentlichen Gefäße – *Qi Jing Ba Mai* angesehen haben, gehen wir etwas genauer auf die Gefäße ein. Welche Pulse auf die Beteiligung welcher Auerordentlichen Gefäße hindeuten, wird ebenfalls aufgezeigt. In der Abbildung sind die einzelnen Pulstaststellen an der linken Hand dargestellt.

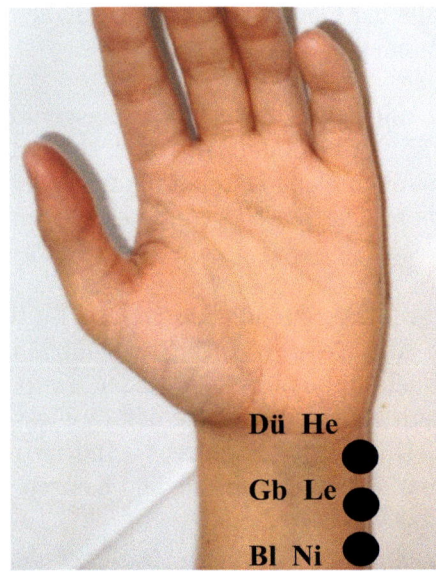

Nur Lenkergefäß – *Du Mai* und Konzeptionsgefäß - *Ren Mai* haben eigene Akupunkturpunkte. Die anderen sechs Außerordentlichen Gefäße nutzen Punkte anderer Meridiane, die einen Einfluss auf den jeweiligen Sondermeridian haben. Diese Punkte nennt man „Kreuzungspunkte". Die Verläufe dieser sechs Außerordentlichen Gefäße sind in den folgenden Beschreibungen zu den Gefäßen aufgeführt.

Abbildung 39: Pulse der Außerordentlichen Gefäße; gleiche Qualität und Intensität an mehreren Pulstaststellen; z.B. oberflächlich gleich deutet auf das Lenkergefäß.

9.4.1 Lenker-, Konzeptions- und Durchdringungsgefäß

Im Unteren *Dan Tian,* also im Bereich zwischen den beiden Nieren, nehmen die Außerordentlichen Gefäße Lenkergefäß – *Du Mai,* Konzeptionsgefäß - *Ren Mai* und das Durchdringungsgefäß – *Chong Mai* ihren Anfang. Diese drei Gefäße werden zur Nährung der Essenz verwendet, vor allem der Akupunkturpunkt KG 4 - *Ren 4, (Guanyuan).*

Die Acht Außerordentlichen Gefäße und ihre Pulse

Alle drei Gefäße treten im Punkt KG 1 – *Ren 1, (Huiyin)* zwischen Geschlechtsteil und Anus an die Körperoberfläche und ziehen nach cranial. Der Verlauf von Lenkergefäß – *Du Mai* und Konzeptionsgefäß - *Ren Mai* wurden bereits in Kap. 6.2 beschrieben. Öffnungspunkt für das Lenkergefäß ist Dü 3 *(Houxi)*, der Ankopplungspunkt ist Bl 62 *(Shenmai)*. Für das Konzeptionsgefäß ist der Öffnungspunkt Lu 7 *(Lieque)*, der Ankopplungspunkt Ni 6 *(Zhaohai)*.

Das Durchdringungsgefäß – *Chong Mai* wird auch als „See des Blutes" bezeichnet. Dieser Sondermeridian beginnt seinen oberflächlichen Verlauf bei Ma 30 *(Qichong)*, nutzt die Nierenleitbahnen parallel beidseits zum Konzeptionsgefäß bis zum Thorax, um sich in den Interkostalräumen zu verteilen. Von Ma 30 *(Qichong)* zieht ein Ast an der Innenseite des Oberschenkels nach unten bis zum Knie, wo er dann im medialen Unterschenkel bis zum Malleolus weiterläuft. Dort spaltet er sich in weitere zwei Äste auf. Einer zieht die Nierenleitbahn weiter, der andere geht bis zum Zwischenraum erster-zweiter Zehe, wo er in die Netzleitbahnen fließt. Kreuzungspunkte mit anderen Meridianen sind KG 1 – *Ren 1, (Huiyin)*, Ma 30 *(Qichong)*, Ni 11 *(Henggu)* bis Ni 21 *(Youmen)* und KG 7 – *Ren 7, (Yinjiao)*. MP4 *(Gongsun)* ist der Öffnungspunkt des Durchdringungsgefäßes und Pe 6 (*Neiguan*) der Ankopplungspunkt.

Energetisch gesehen liegt das Durchdringungsgefäß – *Chong Mai* im Zentrum des *Qi*-Wirbels. Dieser wird von den Acht Außerordentlichen Gefäßen – *Qi Jing Ba Mai* gebildet.

9.4.2 *Yin-* und Yang-Schreit-Gefäß

Diese beiden Sondermeridiane kontrollieren den Zustand der Beinmuskulatur, und zwar das *Yin*-Schreitgefäß - *Yin Qiao Mai* medial und das *Yang*-Schreitgefäß - *Yang Qiao Mai* lateral. Sie regulieren auch das Fließen des *Yin*- und *Yang-Qi* zu den Augen. Während das *Yin*-Schreitgefäß vom Nierenmeridian abzweigt, kommt das *Yang*-Schreitgefäß vom Blasenmeridian. Diese Gefäße gleichen links und rechts sowie medial und lateral aus.

Der Verlauf des *Yin*-Schreitgefäßes - *Yin Qiao Mai* beginnt in der Ferse, geht am innenseitigen Malleolus vorbei, steigt die Innenseite des Beins hoch und zieht über den Genitalbereich bis über die Schulter und den Hals zum inneren Augenwinkel. Kreuzungspunkte mit anderen Leitbahnen sind Ni 2 – *(Rangu)*, Ni 6 *(Zhaohai)*, Ni 8 *(Jiaoxin)*, Ma 12 *(Quepen)* und Bl 1 *(Jingming)*. Öffnungspunkt für das *Yin*-Schreitgefäß ist Ni 6 *(Zhaohai)* und der Ankopplungspunkt ist Lu 7 *(Lieque)*.

Das *Yang*-Schreitgefäß - *Yang Qiao Mai* beginnt an der lateralen Seite der Ferse, zieht die Außenseite des Beins hoch bis zum Punkt Gb 29 *(Juliao)* und von dort seitlich weiter hoch zu Skapula und Schulter. Über den Hals läuft er den Magenmeridian weiter um über den inneren Augenwinkel und über den Kopf bis unter die Hinterhauptschuppe zum Punkt Gb 20 *(Fengchi)*.

Für das *Yang*-Schreitgefäß ist der Öffnungspunkt Bl 62 *(Shenmai)* und der Ankopplungspunkt ist Dü 3 *(Houxi)*. Kreuzungspunkte mit anderen Gefäßen gibt es hier doch einige, nämlich Bl 62 *(Shenmai)*, bis Bl 59 *(Fuyang)*, Gb 20 *(Fengchi)*, Gb 29 *(Juliao)*, Dü 10 *(Naoshu)*, Di 15 *(Jianju)*, Di 16 *(Jugu)*, Ma 4 *(Dicang)*, Ma 3 *(Juliao)* und Bl 1 *(Jingming)*.

9.4.3 *Yin-* und *Yang*-Verbindungsgefäß

Diese beiden Sondermeridiane gleichen innen und außen sowie das Nähr- und Abwehr-*Qi* aus. Alle *Yin*-Meridiane werden vom *Yin*-Verbindungsgefäß – *Yin Wei Mai* verbunden, alle *Yang*-Meridiane vom *Yang*-Verbindungsgefäß *Yang Wei Mai*.

Das *Yin*-Verbindungsgefäß – *Yin Wei Mai* beginnt über dem inneren Malleolus mit dem Punkt Ni 9 *(Zhubin)*, dem Kreuzungspunkt der *Yin*-Meridiane, zieht über die Innenseite des Beins nach oben über MP 13 *(Fushe)* zu Le 14 *(Qimen)* im 6. ICR. Von dort geht es über den Thorax zu KG 22 – *Ren 22 (Tiantu)* und KG 23 - *Ren 23 (Lianquan)*, das Kozeptionsgefäß entlang und bis zur Stirn hoch.

Kreuzungspunkte sind Ni 9 *(Zhubin)*, MP 13 *(Fushe)*, MP 15 *(Daheng)*, MP 16 *(Fuai)*, Le 14 *(Qimen)*, KG 22 – *Ren 22 (Tiantu)* und KG 23 – *Ren 23 (Lianquan)*. Der Öffnungspunkt ist Pe 6 *(Neiguan)*, der Ankopplungspunkt ist MP 4 *(Gongsun)*.

Am Punkt Bl 63 *(Jinmen)* an der Fußaußenkante beginnt der oberflächliche Verlauf des *Yang*-Verbindungsgefäßes - *Yang Wei Mai*. Es läuft über den Punkt Gb 35 *(Yangjiao)*, wo sich die *Yang*-Meridiane treffen, und weiter die Außenseite des Beins hoch zu Gb 29 *(Juliao)*. Dann zieht die Leitbahn den seitlichen Oberkörper hoch, um sich am Oberarm mit der Dickdarm-Leitbahn zu verbinden. Über 3E- Dünndarm- und schließlich die Gallenblasen-Leitbahn zieht sie bis über den Kopf bis zum Punkt GB 13 *(Benshen)*. Der Öffnungspunkt ist der 3E 5 *(Waiguan)*, der Ankopplungspuznkt ist Gb 41 *(Zulinqi)*.

9.4.4 Gürtelgefäß

Als einziger horizontal verlaufender Meridian – wie ein Gürtel um die Leibesmitte – teilt das Gürtelgefäß - *Dai Mai* den Körper in eine obere und eine untere Hälfte. Somit gleicht er diese beiden Bereiche aus und verbindet natürlich die vertikal verlaufenden Meridiane.

Anfangspunkt des Gürtelgefäßes – *Daimai* ist der Punkt Le 13 *(Zhangmen)* im Hypochondrium, läuft über Punkte am Gallenblasen-Meridian und endet am Punkt Gb 28 *(Weidao)*.

Am Gürtelgefäß liegen die Kreuzungspunkte Le 13 *(Zhangmen)*, Gb 26 *(Daimai)*, Gb 27 *(Wushu)* und Gb 28 *(Weidao)*. Öffnungspunkt ist Gb 41 *(Zulinqi)*, der Ankopplungspunkt ist 3E 5 *(Waiguan)*.

Die Öffnungs- und Ankopplungspunkte für jeden Sondermeridian sind oben in Kap. 9.2 in tabellarischer Form zusammengefasst.

9.5 Anwendung der Außerordentlichen Gefäße

Es gibt ein paar Indikationen die anzeigen, wann ein Außerordentliches Gefäß verwendet werden kann. Ein Hinweis dafür ist, wenn praktisch die übergeordnete Ebene betroffen ist, die mit der Ausgleichsfunktion der Außerordentlichen Gefäße zusammenhängt. Dies ist der Fall, wenn z.B. nicht nur ein Meridian betroffen ist, sondern mehrere gestört sind, oder wenn ein Organ und ein anderer Meridian beteiligt sind. Bei komplizierten Zuständen wie z.B. verwirrende Indikationen wie Hitze-Kälte und Leere-Fülle kann es

Die Acht Außerordentlichen Gefäße und ihre Pulse

sehr hilfreich sein, diese Gefäße mit einzubeziehen. Auch bei neurologischen Beschwerden oder psychischen Auffälligkeiten ist daran zu denken.

Wenn Qualität und Intensität des Pulses an mehreren Taststellen gleich sind, kann man davon ausgehen, dass es sich um Pulse der Außerordentlichen Gefäße handelt. Dann zeigt es an, dass nicht ein einzelner Meridian betroffen ist, sondern über die ausgleichende Funktion der Außerordentlichen Gefäße die Speicher beteiligt sind. Beispielsweise sind mehrere Pulstaststellen oberflächlich von gleicher Qualität und Intensität, so ist das ein Zeichen dafür, dass das Lenkergefäß *Du Mai* betroffen ist. Ist der Puls an allen drei Positionen „fixiert", dann weist dies auf das Durchdringungsgefäß – *Chong Mai*.

9.6 Die acht Außerordentlichen Gefäße und ihre Pulse

Bereits 280 n. Chr. wurden im „Klassiker des Pulses"-*Maijing* einige der Pulsqualitäten der Außerordentlichen Gefäße beschrieben. Später in der *Ming*-Dynastie erläuterte *Li Shizhen* diese Sondermeridiane in seinem Werk „Die acht außerordentlichen Gefäße"- *Qijing Ba Mai Kao*. Diese beiden Werke sind deshalb so wichtig, da sie die einzigen sind, in denen die Pulsqualitäten mit ihren pathologischen Bedeutungen beschrieben sind.

Nach *Li Shizhen* können die Pulsqualitäten der Sondermeridiane wie folgt beschrieben werden:

Ist die Pulsqualität an beiden Händen an den vorderen - *Cun* und mittleren - *Guan* Pulspositionen lang, straff und dünn, dann ist das Konzeptionsgefäß – *Ren Mai* betroffen. Wenn die Pulse an allen drei Positionen *Cun, Guan* und *Chi* oberflächlich sind, weist dies auf das Lenkergefäß - *Du Mai* hin. Auf das Durchdringungsgefäß - *Chong Mai* deutet ein Puls[4], der an allen drei Positionen *Cun, Guan* und *Chi* „fixiert" ist.

---

[4] Siehe Kap. 8.5.1.2.2 unter den tiefen Pulsen den 11.(8.) *Lao Mai,* fixierter, eingeengter Puls. Bei diesem Puls ist die mittlere *Guan*-Position auf beiden Händen auch als hart beschrieben.

Die Acht Außerordentlichen Gefäße und ihre Pulse

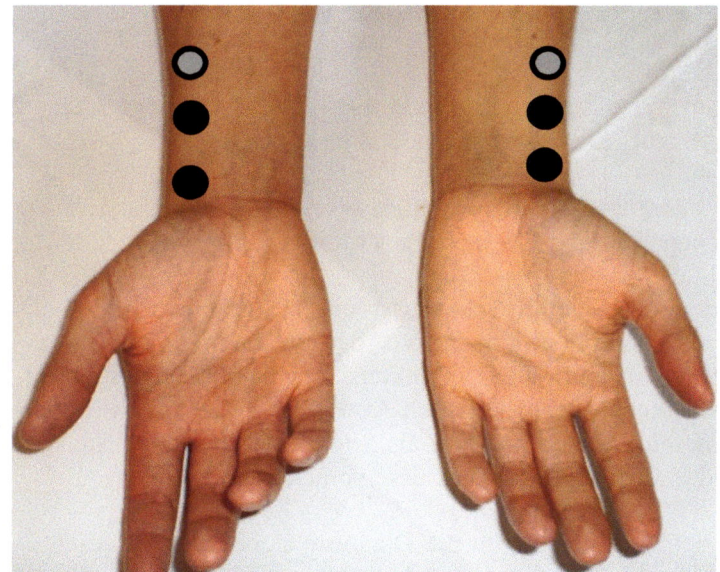

Abbildung 40: Puls des Konzeptionsgefäßes - Ren Mai: lang, straff und dünn an der vorderen und mittleren Position in diesem Beispiel.

Weitere Beispiele:

- Puls des Lenkergefäßes – *Du Mai*: Pulse oberflächlich an allen drei Positionen *Cun, Guan* und *Chi*.

- Puls des Durchdringungsgefäßes – *Chong Mai*: Pulse „fixiert" an allen drei Positionen *Cun, Guan* und *Chi*.

- Puls des *Yang*-Schreitgefäßes – *Yang Qiao Mai*: Pulse an beiden Händen in der vorderen *Cun*-Position wie Kügelchen geformt, saitenförmig.

- Puls des Gürtelgefäßes – *Dai Mai*: Pulse an beiden Händen in der mittleren *Guan*-Position wie Kügelchen geformt, saitenförmig.

Die Acht Außerordentlichen Gefäße und ihre Pulse

- Puls des *Yin*-Schreitgefäßes – *Yin Qiao Mai:* Pulse an beiden Händen in der hinteren *Chi*-Position wie Kügelchen geformt, saitenförmig.

- Puls des *Yin*-Verbindungsgefäßes – *Yang Wei Mai*: pulsiert wie an einer Saite von *Chi* medial nach *Cun* lateral.

- Puls des *Yin*-Verbindungsgefäßes – *Yin Wei Mai*: pulsiert wie an einer Saite von *Chi* lateral nach *Cun* medial.

Jedes Außerordentliche Gefäß beeinflusst ein bestimmtes Gebiet des Körpers. Das erreicht man durch „Einschalten" der Gefäße mittels Öffnungs- und Ankopplungspunkt als Paar. Dieses Punktepaar erreicht auch das gesamte Areal des eingeschalteten Gefäßes. Durch Anwendung der Außerordentlichen Gefäße wird deren Speicherfunktion als Speicher einbezogen. Sie wirken regulierend und gleichen z.B. Überschüsse von *Qi* aus.

Mit dem Einbeziehen des Pulses in die Diagnose steht ein sehr wesentliches Kriterium für die Einbeziehung der Außerordentlichen Gefäße in die Behandlungen zur Verfügung.

Zusammenfassung 9:

Fortgeschrittene der Pulsdiagnose erkennen Ungleichgewichte in den „Acht Außerordentlichen Gefäßen" und beziehen das in die Diagnose mit ein. Das Behandlungsspektrum des Therapeuten erweitert sich erheblich.

10 Resümee und Zusammenfassung

Die TCM ist ein umfangreiches System von Methoden die Gesundheit zu erhalten und wiederherzustellen. Meinen Zugang zu dieser Materie habe ich hier dargestellt.

Verschiedene Philosophien sind Grundlage der TCM. Der Begriff TCM und seine Entstehung basiert auf einer „klassischen" und „modernen" Form, die beide in diesem Buch zu TCM zusammengefasst werden. Ein Grundprinzip in der TCM ist: Gesundheit ist Gleichgewicht. Die chinesische Medizin bezweckt die Wahrung bzw. die Wiederherstellung der Harmonie. „Was ist aus dem Gleichgewicht?" wird chinesisch diagnostisch mit den 5 Sinnen bestimmt. Eine Diagnose und Abklärung nach unseren Gesetzen und Vorschriften ist Voraussetzung für eine Behandlung hierzulande!

Um sich auf die TCM in ihrer Form einzulassen, ist es notwendige Voraussetzung, die Unterschiede zwischen westlichem und östlichem Denken erkennen und bewerten zu können. Die Östliche Medizin sucht nach dem „Muster der Disharmonie." Sie beschreibt eine Situation des „Ungleichgewichts" im Körper. Die TCM eröffnet mit dem völlig anderen Ansatz bei Diagnose, Behandlung und Denkweise alternative Möglichkeiten. Als Präventivmedizin kann die TCM zur Gesunderhaltung über Lebensführung im Sinne der „Alten Chinesen" zur Verlängerung des Lebens beitragen. Heilung erfolgt in Ruhe und Entspannung!

Das *„Huangdi Neijing"*, der Klassiker des „Gelben Kaisers" ist die älteste Literatur über chinesische Medizin und bis heute Rückgrat für die TCM. Die Prinzipien der taoistischen Philosophie in der TCM: *Qi*, *Yin* und *Yang* und die Fünf Wandlungsphasen sind Kern dieser Prinzipien; sie sind in die Medizin eingeflossen.

Qi ist die alles erfüllende „Lebensenergie"; sie ist immateriell. *Qi* kann sich wandeln und sich als materialisierte Energie darstellen. Dazwischen gibt es eine Bandbreite von Substanzen. *Qi* zeigt sich in allen Lebensformen in verschiedenen Stadien der Materialisierung. *Qi* folgt der Aufmerksamkeit und *Xue* folgt dem *Qi*. *Ming Men* ist keine Substanz; es wird als „Tor der

Resümee und Zusammenfassung

Vitalität" oder „Lebensfeuer" bezeichnet; es entspricht dem Feuer in den Nieren und wird daher zum Nieren-*Yang* gerechnet.

„*Qi* ist der Befehlshaber des Blutes. Blut ist die Mutter des *Qi*". Blut-*Xue* stellt eine materielle Form von *Qi* dar. Blut-*Xue* ist ein *Yin*-Aspekt des Körpers und bildet die materielle Basis von Geist-*Shen*. Die nachgeburtliche Essenz-*Jing* und Blut-*Xue* wandeln sich ineinander um. Blut-*Xue* wird vom Herzen dominiert und durch das Herz-*Qi* in den Blutgefäßen zirkuliert. Blut und *Qi* zirkulieren gemeinsam - dabei darf der *Qi*-Fluss nicht stagnieren! Stagnieren *Qi* und/oder Blut-*Xue* irgendwo im Körper, äußert sich das als Schmerz. „Wo Bewegung ist, ist kein Schmerz - wo Schmerz, da keine Bewegung". Wichtige Substanzen sind Körperflüssigkeiten-*Jin-Ye*, die Essenz-*Jing* und der Geist-*Shen*.

Über uns ist der Himmel, er entspricht dem *Yang*; unter uns ist die Erde, sie entspricht dem *Yin*. Wir Menschen befinden uns genau dazwischen. Diese beiden Urkräfte *Yin* und *Yang* sind in ständiger Umwandlung. Die Monade stellt die Wandlung von *Yin* und *Yang* dar. Eins geht ins andere über! Das Prinzip von *Yin* und *Yang* wird auch in der Medizin angewendet und beeinflusste schon immer die Philosophien vom *Yijing* über die Taoistische Lehre und dem Konfuzianismus bis hin zum Buddhismus.

Im alten China gab es neben der Philosophie von *Yin* und *Yang* noch ein anderes System, mit dem man alle Vorgänge im Universum beschreiben konnte, nämlich das System der „Fünf Wandlungsphasen" (Elemente), bestehend aus den „Elementen" Holz, Feuer, Erde, Metall und Wasser. Auch dieses System ist in die Medizin eingeflossen und beschreibt viele Prozesse im Körper und erzeugt neues, anderes Verstehen.

Beobachtungen des Zusammenwirkens dieser kosmischen Energien in der Natur haben sehr früh im alten China zur Beschreibung der Beziehungen in Form von Zyklen der „Fünf Wandlungsphasen" geführt.

Für das Verständnis der *Zang-Fu*-Lehre ist das analoge Denken in Entsprechungen sehr wichtig. Die im menschlichen Körper ablaufenden Prozesse entsprechen jenen, die in der Natur zu beobachten sind. Unter *Zang-Fu* versteht man nicht nur die Organe, sondern auch den „Funktionskreis", an dem das zugehörige Organ hängt, aber auch der gesamte Meridian (= Funk-

Resümee und Zusammenfassung

tionskreis) mitsamt seinen Beziehungen zu einem Sinnesorgan bzw. „Öffner", einer bestimmten Schicht der Körperoberfläche, einem Klimafaktor, einem Geschmack und einer Emotion.

Was in den einzelnen Funktionskreisen „aus dem Gleichgewicht" zu erkennen ist, lässt Rückschlüsse auf den inneren Zustand der jeweiligen Organe und ihre Beziehungen zueinander zu. Die Speicher-Zang-Organe und die Hohl-*Fu*-Organe können den „5 Elementen" zugeordnet werden. Für den Therapeuten entwickeln sich daraus besondere Zusammenhänge.

Das Leitbahnsystem besteht aus Kanälen, die auch als Gefäße oder Meridiane bezeichnet werden, in denen das *Qi* im Körper befördert wird. Es ist ein Netzwerk, das alle Organe miteinander verbindet, ebenso wie es das Äußere des Körpers mit dem Inneren verbindet. Es besteht aus 12 Hauptleitbahnen und mehreren sogenannten Außerordentlichen Gefäßen. Meridiane und Organe sind eng miteinander verbunden. Zwischen Blockade und Schmerzen besteht ein Zusammenhang, der gerade an den Meridianen, aber auch an den Organen erkennbar ist.

Blut und *Qi* zirkulieren gemeinsam nach einer bestimmten Ordnung. Sie fließen in 24 Stunden einmal durch die 12 Meridiane. Der oberflächliche Verlauf dieser 12 Meridiane und der beiden Sondermeridiane Lenkergefäß - *Du Mai* und Konzeptionsgefäß - *Ren Mai* sowie die Lage einzelner Akupunkturpunkte lassen sich definieren.

Die TCM baut auf den fünf Säulen Ernährung, Akupunktur, Kräutermedizin, *Tuina* und Chin. Osteopathie auf. Präventiv zur Erhaltung der Gesundheit, zur Behandlung von Krankheiten selbst oder begleitend dazu einzusetzen sind: Osteopathie, Bewegungsübungen wie *Qigong, Nei Yang Gong* und *Taijiquan*. Daraus entwickelt sich eine ungeheure Vielfalt von Behandlungsmöglichkeiten.

Die Beantwortung der Grundsatzfrage „Was ist aus dem Gleichgewicht?" erfordert die Untersuchung des Patienten mit allen fünf Sinnen. Aus der Vielzahl an Syndromen und Diagnoseelementen stellt der TCM-Arzt ein Gesamtbild zusammen und zieht daraus seine Schlüsse für das weitere therapeutische Vorgehen.

Resümee und Zusammenfassung

Die Acht Leitkriterien – *Ba Gang* stellen eine praktische Struktur dar, nach der man die verschiedenen Symptome erkennen, ordnen und bewerten kann. Eine weitere, wichtige Diagnosemethode ist die chinesische Puls- und Zungendiagnose. Die Beschreibung der 29 Pulsbilder und der sichtbaren Zustände der Zunge ermöglichen dem Therapeuten, seine Diagnose und sein weiteres therapeutisches Vorgehen nach den TCM-Maßstäben festzulegen.

Die Pulse der „Acht Außerordentlichen Gefäße" - auch als Sondermeridiane bezeichnet – sind fortgeschrittene Methoden der Pulsdiagnose, um Ungleichgewichte zu erkennen und in die Diagnose mit einzubeziehen.

In diesem Buch habe ich die TCM beschrieben, wie sie sich mir in Theorie und Praxis erschlossen hat. Dabei sind auch meine persönlichen Erfahrungen in China mit eingeflossen. Gerne gebe ich mein Wissen an Interessierte und an Therapeuten weiter, die mit den Methoden der TCM arbeiten möchten.

Ich wünsche Ihnen, lieber Leser, einen guten und erkenntnisreichen Zugang zu dieser Medizin und viel Erfolg beim Umsetzen und Anwenden dieser Methoden.

11 Anhang

11.1 Glossar chinesischer Begriffe

Deutsch	Pinyin
Acht Außerordentliche Gefäße	*Qi Qing Ba Mai*
Acht Edle Übungen, Acht Brokate	*Ba Duan Jin*
Acht Leitkriterien, Diagnoseform	*Ba Gang*
Akupunktur	*Zhen Jiu*
Akupunkturpunkt	*Zhen Jiu Xue*
Alarm-Punkt	*Mu*-Punkt
Anmo, sehr alte chin. Massageform, Vorläufer von *Tuina*	*Anmo*
Apotheke	*Yaofang*
Arznei	*Yao*
Außen	*Biao*
Außen-Syndrom	*Biao Zheng*
Bach-Punkt	*Shu*-Punkt
Blut, Beschaffenheit	*Xue*
Brunnen-Punkt	*Jing*-Punkt
Denken; von der Milz beherrscht	*Yi*
Diagnose	*Bian Zheng*
Dreifacher Erwärmer	*San Yin Jiao*
Durchdringungsgefäß	*Chong Mai*
Einflussreicher Punkt	*Hui*-Punkt
Essenz, nachgeburtliche	*Shui Gu Zhi Jing*

Anhang

Element Holz	*Mu*
Element Feuer	*Huo*
Element Erde	*Tu*
Element Metall	*Jin*
Element Wasser	*Shui*
Erschöpfung	*Lao*
Essenz, vorgeburtliche	*Xian Tian Zhi Jing*
Fettgewebe	*Gao*
Firstbalken, „oberster"	*Taiji*
Flüssigkeiten, klare	*Jin*
Flüssigkeiten, trübe	*Ye*
Fülle & Leere/Mangel	*Shi, Xu*
Fünf Elemente (= Fünf Wandlungsphasen)	*Wu Xing*
Geist, Bewusstsein	*Shen*
Gelber Kaiser, mythisch, Urkaiser (2696-2598 v.Chr.)	*Huang Di*
Gelben Kaisers, Berater des	*Chi Po*
Gürtelgefäß	*Dai Mai*
Hauptdurchgangs-Punkt	*Luo*-Punkt
Herz (phys.)	*Xinzang*
Hitze	*Re*
Himmlisches Wasser	*Tian Gui*
Hua Tuo, Arzt (ca. 200 n.Chr.)	*Hua Tuo*
I Ging, Buch der Wandlungen (ca. 1100 v. Chr.)	*Yi Jing*

Innen	*Li*
Jang Jie Bin, Arzt (15./16. Jhdt.)	*Jang Jie Bin*
Kälte	*Han*
Konzeptionsgefäß	*Ren Mai*
Körperflüssigkeiten	*Jin-Ye*
Körpermaßeinheit (Daumenbreite)	*Cun*
Körpermitte, Zentrum des Körpers	*Dan Tian*
Lao-Tse, chin. Weiser, Begründer des Taoismus (6. Jhdt v. Chr.)	*Laozi*
Lebensfeuer, „Tor der Vitalität"	*Ming Men*
leer	*Xu*
Leitbahnen, Netz von	*Jing Luo*
Leitbahnen = Meridiane	*Jing Mai*
Leitbahnen, Netzgefäße	*Luo Mai*
Jang Jie Bin, Buch des	*Lei Jing*
Konfuzius, *Kung Fu Tse*, Chin. Philosoph (551-479 v. Chr.)	*Kong Zi*
Konzeptionsgefäß	*Du Mai*
Li Shizhen, Arzt, Naturforscher (16. Jhdt.)	*Li Shizhen*
Meer-Punkt	*He*-Punkt
Membrane	*Huang*
Moxibustion, Moxa	*Kao*
Nadelsensation	*Deqi*
Neiyanggong, chin. medizinisches *Qigong*	*Nei Yang Gong*
Neiyanggong, „stilles"	*Jing Gong*

Anhang

Neiyanggong, „bewegtes"	*Dong Gong*
Oben Hitze – unten Kälte	*Shang Re Xia Han*
Organ Leber	*Gan*
Organ Gallenblase	*Dan*
Organ Herz	*Xin*
Organ Dünndarm	*Xiao Chang*
Organ Perikard, Kreislauf, Sexus	*Xin Bao*
Organ Magen	*Wei*
Organ Milz	*Pi*
Organ Lunge	*Fei*
Organ Dickdarm	*Da Chang*
Organ Niere	*Shen*
Organ Blase	*Pang Guang*
Pathogener Faktor, äußerer	*Xie Qi*
Puls, krankhafter	*Bing Mai*
Puls, normaler	*Ping Mai*
Puls, voller	*Shi* Puls
Pulsbuch von *Xu Da-Chun*	*Mai Xue Qi Wu Zhu Shi*
Pulsbuch von *Zhang Jie-Bin*	*Jing Yue Quan Shu*
Pulsklassiker von *Wang Shu-He*	*Mai Jing*
Pulstastart tasten, suchen, drücken	*Ju, Xun, An*
Pulstastebene oben, mittig, unten	*Fu, Zhong, Chen*
Pulstaststelle Zoll, Schranke, Elle	*Cun, Guan, Chi*
Qi, Lebensenergie	*Qi*
Qi, Abwehr-*Qi*	*Wei Qi*

Qi aus Atemluft, aus der Natur	*Qing Qi, Tian Qi*
Qi aus Nahrung	*Gu Qi*
Qi, Ursprungs-	*Yuan Qi*
Qigong, chin. Bewegungsübungen	*Qigong*
Qin Shihuang, 1. Kaiser Chinas (226 v. Chr.)	*Qin Shihuang*
Schattenboxen	*Taijiquan*
Schleim	*Tan*
Schmerz, Bewegung	*Tong*
Schröpfen	*Baguanfa*
schwach	*Ruo*
Seele; Körperseele, ist in der Lunge zuhause	*Po*
Seele; Wanderseele, ist in der Leber zuhause	*Hun*
Spalten-*Xi*-Punkt	*Xi Xue*
Sun Simiao, Arzt, „Kräutergott" (6. Jhdt.)	*Sun Simiao*
Tao, Urprinzip des Seins	*Dao, Tao*
Tao Te King, Weisheitssprüche-Sammlung, *Laozi* (ca. 400 v. Chr., ca. 140 v. Chr. niedergeschrieben)	*Daodejing*
TCM (Taditionelle Chinesische Medizin)	*Zhōngyī,*
Tuina, chin. Massageform	*Tuina*
Ursprungs-*Qi*-Punkt	*Yuan-Qi*-Punkt
Wang Shu-He, Arzt (3. Jhdt)	*Wang Shuhe*
Wurzel	*Gen*
Xu Da-Chun, Arzt (1693-1771)	*Xu Da-Chun*
Yin & Yang, kosmische Urkräfte	*Yin, Yang*

Yang-Organe, Hohlorgane	*Fu* Organe
Yang-Schreitgefäß	Yang Qiao Mai
Yang-Verbindungsgefäß	Yang Wei Mai
Yin- & *Yang*- Organe	Zang Fu Organe
Yin-Organe, parenchymatöse Org.	Zang Organe
Yin-Schreit-Gefäß	Yin Qiao Mai
Yin-Verbindungsgefäß	Yin Wei Mai
Zhang Jie-Bin, Arzt (1563-1640)	Zhang Jie-Bin
Zyklus der „Hervorbringung"	Sheng Zyklus
Zyklus der „Kontrolle"	Ke Zyklus
Zyklus der „Überkontrolle"	Cheng Zyklus
Zyklus der „Verspottung"	Wu Zyklus

11.2 Ausgewählte Akupunkturpunkte

Lu 1	*Zhongfu*	He 7	*Shenmen*
Lu 5	*Chize*	He 9	*Shaochong*
Lu 7	*Lieque*	Dü 1	*Shaoze*
Lu 11	*Shaoshang*	Dü 3	*Houxi*
Di 1	*Shangyang*	Dü 5	*Yanggu*
Di 11	*Ququi*	Dü 8	*Xiaohai*
Di 15	*Jianju*	Dü 10	*Naoshu*
Di 16	*Jugu*	Dü 12	*Bingfeng*
Di 20	*Yingxiang*	Dü 18	*Quanliao*
Ma 1	*Chengqi*	Dü 19	*Tinggong*
Ma 3	*Juliao*	Bl 1	*Jingming*
Ma 4	*Dicang*	Bl 10	*Tianzhu*
Ma 5	*Daying*	Bl 11	*Dazhu*
Ma 8	*Touwei*	Bl 23	*Shenshu*
Ma 9	*Renying*	Bl 40	*Weizhong*
Ma 12	*Quepen*	Bl 59	*Fuyang*
Ma 19	*Burong*	Bl 60	*Kunlun*
Ma 30	*Qichong*	Bl 62	*Shenmai*
Ma 31	*Biguan*	Bl 67	*Zhiyin*
Ma 36	*Zusanli*	Ni 1	*Yongquan*
Ma 37	*Shangjuxu*	Ni 2	*Rangu*
Ma 39	*Xiajuxu*	Ni 3	*Taixi*
Ma 40	*Fenglong*	Ni 6	*Zhaohai*
Ma 45	*Lidui*	Ni 8	*Jiaoxin*
MP 1	*Yinbai*	Ni 11	*Henggu*
MP 4	*Gongsun*	Ni 13	*Qixue*
MP 6	*Sanyinjiao*	Ni 21	*Youmen*
MP 13	*Fushi*	Ni 27	*Shufu*
MP 20	*Zhourong*	Pe 1	*Tianchi*
MP 21	*Dabao*	Pe 3	*Quze*
He 1	*Jiquan*	Pe 6	*Neiguan*
He 3	*Shaohai*	Pe 7	*Daling*
He 4	*Lingdao*	Pe 9	*Zhongchong*

Anhang

3E 1	*Guanchong*	LG 1, Du 1	*Changqiang*
3E 5	*Waiguan*	LG 4	*Mingmen*
3E 14	*Jianliao*	LG 14	*Dazhui*
3E 15	*Tianliao*	LG 15	*Yamen*
3E 21	*Ermen*	LG 16	*Fengfu*
3E 23	*Sizhukong*	LG 20	*Baihui*
Gb 1	*Tongziliao*	LG 26	*Shuigou, Renzhong*
Gb 12	*Wangu*	LG 28	*Yinjiao*
Gb 14	*Yangbai*	KG 1, Ren 1	*Huiyin*
Gb 20	*Fengchi*	KG 3	*Zhongji*
Gb 24	*Riyue*	KG 4	*Guanyuan*
Gb 25	*Jingmen*	KG 7	*Yinjiao*
Gb 29	*Juliao*	KG 12	*Zhongwan*
Gb 30	*Huantiao*	KG 17	*Danzhong, Shanzhong*
Gb 40	*Qiuxu*	KG 24	*Chengjiang*
Gb 41	*Zulinqi*		
Gb 44	*Zuqiaoyin*		
Le 1	*Dadun*		
Le 3	*Taichong*		
Le 13	*Zhangmen*		
Le 14	*Qimen*		
Lu 1	*Zhongfu*		

11.3 Ausgewählte Rezepte, Deutsch – Pinyin

Beruhige-den-Magen-Pulver	*Ping Wei San*
Dekokt, das stark das Quellen-*Yuan-Qi* tonisiert	*Da Bu Yuan Jian*
Pulver der Gelassenheit	*Xiao Yao San*
Sechs-Bestandteile-Pille	*Liu Wei Di Huang Wan*
Zwei-Wunder-Pulver	*Er Miao San*

Anhang

11.4 Abbildungsverzeichnis

Abbildung 1: Hua Tuo bei der Behandlung. Moderne Bildhauerarbeit in Stein im Tal der Heiligen, China   15
Abbildung 2: zwei Freunde, Hebei, China   16
Abbildung 3: Kopf einer Akupunkturpuppe und Büste von Sokrates   17
Abbildung 4: Klinik in einer Parkanlage in Hebei, China   18
Abbildung 5: Die Monade in einem Feldweg in China aus Steinen gelegt symbolisiert die beiden Urkräfte Yin und Yang.   34
Abbildung 6: Forststraße in Tirol im späten Winter   35
Abbildung 7: „Heilige" in einer Höhle im „Tal der Heiligen", China   38
Abbildung 8: Die 5 „Elemente" – Wandlungsphasen - Wu Xing 五行   40
Abbildung 9: Hervorbringungszyklus (Ernährungszyklus)   44
Abbildung 10: Wasser gebiert Holz, hier am Beispiel des Simssee-Ufers   45
Abbildung 11: Kontrollzyklus   46
Abbildung 12: Gebirgsbach in Tirol. Die Erde (Steine, Fels, Geröll) hält das Wasser in den Bahnen.   46
Abbildung 13: Überwältigungszyklus   47
Abbildung 14: Holz überwindet Erde! Die Wurzeln des Baumes „sprengen" mit ihrem Wachstum das Gestein. Foto auf dem Weg zur Schuhbräualm bei Bad Feilnbach in Oberbayern.   47
Abbildung 15: Metall widersteht Feuer!   48
Abbildung 16: Wasser kann Gestein lösen, hier an einer Quelle in Bad Feilnbach in Oberbayern. Über Zeit löst das Quellwasser Steinchen und Felspartikel aus und befördert sie weiter.   49
Abbildung 17: Mutter-Sohn-Zyklus: die Mutter fördert ihr Kind   50
Abbildung 18: Mutter-Sohn-Zyklus: der Sohn schwächt die Mutter   50
Abbildung 19: zweimal Feuer im Hervorbringungszyklus   51
Abbildung 20: Zuordnung der Körperschichten zu den Organen. Sowohl die Geschmacksrichtungen als auch die „Inneren Faktoren" oder Emotionen lassen sich mit diesem Modell ebenfalls beschreiben.   52
Abbildung 21: Geschmacksrichtungen und die „Elemente"   53
Abbildung 22: „Innere Faktoren" bzw. Emotionen und „Elemente"   55
Abbildung 23: die 12 Hauptmeridiane und der Fluss von Qi   71
Abbildung 24: Mittagessen in einer Klinik in Hebei, China   83
Abbildung 25: Akkupunktur (links) und Moxa auf Ingwerscheibe (rechts).   84
Abbildung 26: Kräuter für ein Dekokt werden in einer chinesischen Apotheke in Peking zusammengestellt.   86
Abbildung 27: Tuina (oben), Chin. Osteopathie (unten).   87
Abbildung 28: Liu Ya Fei beim Unterricht von Nei Yang Gong in China   89

Anhang

Abbildung 29: Xiao Yuande, ein Meister beim Taijiquan in China.   *90*
Abbildung 30: (unten) Übungsgruppe in einer Parkanlage in China.   *90*
Abbildung 31: Qi wandert in 24 Stunden durch den Körper und die Meridiane.   *106*
Abbildung 32: Pulstaststellen nach dem „ Mai Jing" von Wang Shu-He (3.Jh..n.Chr.)   *109*
Abbildung 33: (links) Pulstasten nach dem „ Mai Jing", (rechts) nach dem "Bin Hu Mai Xue" von Li Shi-Zhen (1564).   *110*
Abbildung 34: Pulstaststellen nach dem „Jing Yue Quan Shu" von Zhang Jie-Bin (1624).   *111*
Abbildung 35: Berühmtes Foto von Albert Einstein vom 14.03.1941   *133*
Abbildung 36: Topographie der Zunge   *135*
Die folgenden Zungenfotos zeigen einige verschiedene Beispiele aus meiner Praxis.
(Abbildung 37: Zungenbilder)   *137*
Abbildung 38: Öffnungs- und Ankoppelungspunkte [13]   *147*
Abbildung 39: Pulse der Außerordentlichen Gefäße; gleiche Qualität und Intensität an mehreren Pulstaststellen; z.B. oberflächlich gleich deutet auf das Lenkergefäß.   *152*
Abbildung 40: Puls des Konzeptionsgefäßes - Ren Mai: lang, straff und dünn an der vorderen und mittleren Position in diesem Beispiel.   *157*

11.5 Literaturverzeichnis

[1] P. U. Unschuld, „www.spiegel.de/gesundheit/diagnose/paul-unschuld-ueber-kunstprodukt-akupunktur-naturarznei-qigong-a-909595.html; zum Begriff der TCM;," [Online].

[2] S. Dharmananda, Chinesische Enzyklopädie für die klinische Praxis, Portland, Oregon.

[3] P. D. G. Kubiena, Klassik für die Akupunktur;, Wien, München, Bern;: Verlag Wilhelm Maudrich, 2. Auflage, 2000.

[4] C. Focks und N. Hillenbrand, Leitfaden Traditionelle Chinesische Medizin, Schwerpunkt Akkupunktur, München und Jena: Urban & Fischer, 2000.

[5] U. Lorenzen, „Li Shi Zhen - ein außergewöhnlicher Arzt und Naturforscher in der Geschichte Chinas," *ZTCM 1,* 2004.

[6] E. Urschitz, „eigene Aufzeichnungen und Fotos," China, 2006.

[7] R. Simon, Daodejing, Stuttgart: Phillipp Reclam jun, 2009.

[8] T. Kapchuk, Das große Buch der Chinesischen Medizin, München: Scherz, 2001.

[9] N. V. Nghi, Huang Di Nei Jing So Quenn, Uelzen: Medizinisch Literarische Verlagsgesellschaft mbH, 1996.

[10] B. Flaws, Das Geheimnis der chinesischen Pulsdiagnose, Bad Kötzting: Verlag für Ganzheitliche Medizin Dr. Erich Wühr, 2001.

[11] G. Neeb, „Praxis der chinesischen Pulsdiagnose," in *12. Pulsdiagnose-Seminar*, Kötzting, 2004.

[12] X. Da-Chun, „Mai Xue Qi Wu Zhu Shi - Verständnis der Pulsdiagnose mit Anmerkungen und Erklärungen," G. R. Neeb, 2002, pp. Pulse 15-29.

[13] G. Maciocia, Leitbahnen der Akupunktur, München: Urban & Fischer, 2009.

Der Autor

Ernst Urschitz, 1956, Österreicher, ist Heilpraktiker in eigener Praxis in Rosenheim, Bayern. Viele Jahre der Behandlung von Patienten und als Dozent für verschiedene Methoden der TCM und der Akupunktur bilden die praktische Erfahrung und seinen Zugang zu dieser Materie. Erlernt hatte er diese Methoden in Deutschland, Österreich und China.

Die Liebe zur Natur und das Interesse an den Zusammenhängen in der Natur haben ihn das ganze Leben begleitet. Seine naturwissenschaftliche Ausbildung als Dipl.-Ing. in Österreich bildeten dafür die Grundlage. Beruflich führte es ihn nach England, Frankreich, Brasilien und dann als Bergbauingenieur in den Untertagebetrieb nach Südafrika und in die USA. Später absolvierte er ein MBA-Studium der Wirtschaft und des Managements in der Schweiz. In den folgenden Jahren leitete er verschiedene Unternehmen der Hochtechnologie in Deutschland und Österreich.

Die Erkenntnis, dass wir alle Teil der Natur sind, eingebettet in den natürlichen Ablauf des Lebens. Der Respekt vor vielen sichtbaren und unsichtbaren Kräften in der Natur, führte ihn schließlich zur Naturheilkunde.

Technik, Geologie, Wirtschaft, Management, Organisationen und deren Mechanismen, sowie die Führung von Unternehmen sind ihm vertraut. Die Erfahrungen mit Menschen unterschiedlichster Kulturen in verschiedenen Ländern und Erdteilen sind wertvoller Hintergrund seiner heutigen Arbeit, ob als Heilpraktiker, als Systemtherapeut und Aufsteller, oder als Coach und Seminarleiter.